TOMOセレクト
TOMO SELECT

# がん哲学外来で処方箋を
## カフェと出会った24人

樋野興夫 編著

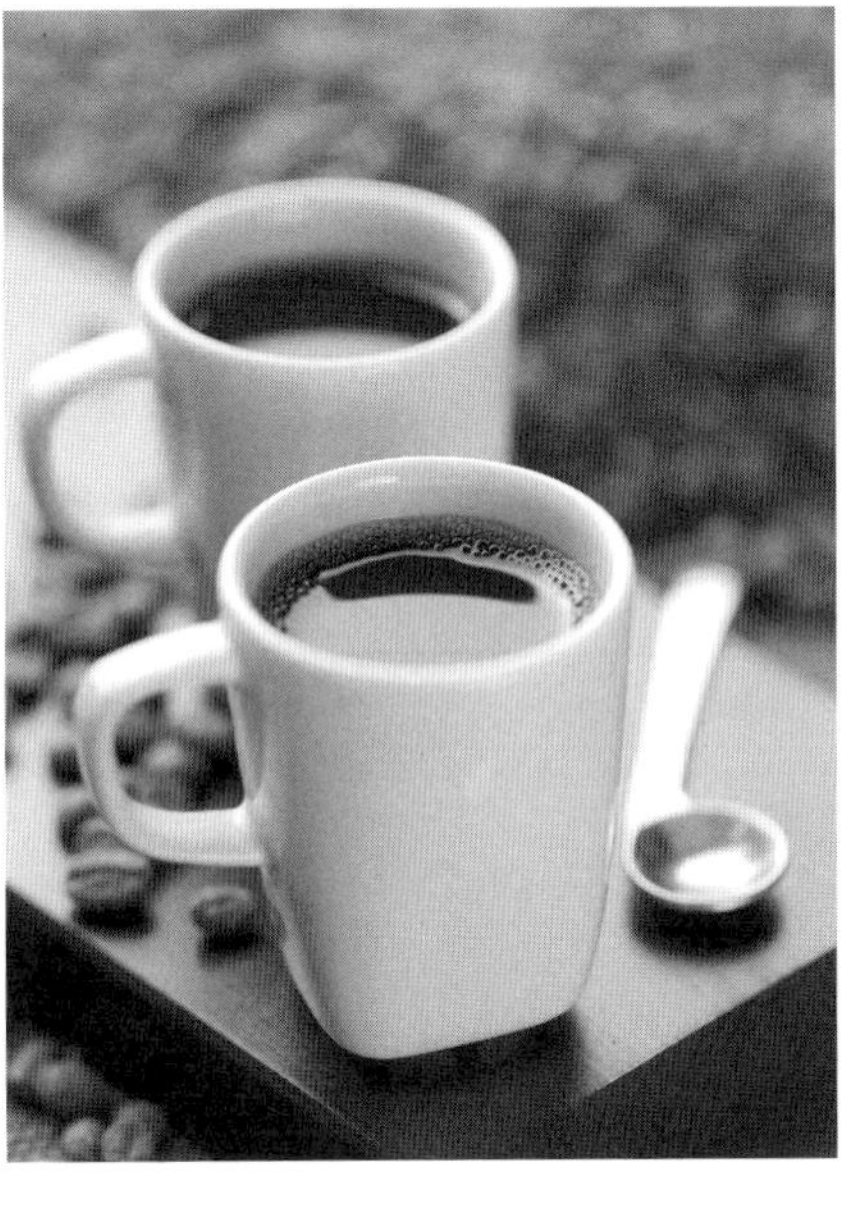

# はじめに――がん哲学外来の目指すこと

私は、患者ががんを受け入れ自尊心をもって生きられることを目指す「がん哲学外来」に取り組んでいます。これは病理学者である吉田富三のがん学と、内村鑑三、南原繁、新渡戸稲造、矢内原忠雄といったキリスト者の思想を合流させた、私の造語「がん哲学」の理念に基づいています。

「がん哲学外来」は2008年、順天堂大学医学部附属順天堂医院に開設されたのが始まりです。順天堂医院では2005年に「アスベスト・中皮腫外来」を開設し、我々の開発した血液マーカーを指標として中皮腫の発症前診断を行ってきました。遺伝性がんの研究をしていた病理医である私もこの問診を手伝ったのですが、そこで患者の言葉を聞いてきた経験が、がん哲学外来に結びつきました。

当初「がん哲学外来」は、5日間の試験的な取り組みのはずでしたが、期間が終了しても80組を超える予約が殺到していました。これに応えるために「がん哲学外来」は、病院外の御茶ノ水のカフェでの無料の取り組みとして継続、翌年にNPO法人化、2013年には一般社団法人化しました。私が行う個人面談と、多くのボランティアによって運営され、分かち合いを中心とするメディカルカフェとして、今や全国約80か所で行われている「がん哲学外来」は、まさに時代の要請によって生まれたのです。

しかしなぜ、「がん哲学外来」はこれほど広まっているのでしょうか。それは、がん患者と医療の間にある「隙間」を埋める役割を果たしているからです。二人に一人ががんになり、三人に一人ががんで死ぬ時代にあって、多忙な医療現場では患者に病状や治療の説明をするだけで手いっぱいです。しかし、それではがん患者の悩みは解消されません。なぜなら、患者の悩みはがんの治療そのものではなく、それを抱えて過ごす日常生活にこそあるからです。家族や友人との関係性、働き方など、生活への影響が広範囲に及ぶ中で患者はがんと共に生きていかねばなりません。そのためには、人とのつながりを感じ、尊厳をもって生きることが求められるのです。

したがって「がん哲学外来」で私は、一般的ながん相談やセカンドオピニオン相談ではなく、個人面談による対話型の外来を行っています。また患者は、自分に寄り添ってくれながら、治療に関して第三者の目線で冷静に意見してくれる仲間、そこに行けば穏やかな気持ちになれる場を求めています。一方的な診断や傾聴では、その求めには応えられません。それを提供しているのが、がん哲学外来でありメディカルカフェなのです。

もっとも対話型だからといって、何の目的もなくおしゃべりをして終わりというわけではありません。大切なのは、対話によって患者が希望を見いだすことのできる「言葉の処方箋」を提供することです。人には生きていくための「基軸」となる言葉が必要です。例えば旧約聖書の箴言には、「心に楽しみのある人には毎日が宴会である」（15・15、新改訳）とあります。病気とはいわば「いばらの道」を歩いている状態ですが、その中でも楽しみをもって生きられることが患者の自尊心の回復につながっていきます。心のよりどころとなる言葉を、話しながら見つけていくのです。

## 病気であっても、病人ではない

人間には、自分は与えられた命を全うすることを期待された存在だと実感できる深い学びの時が必要です。この学びこそが、人を役割意識や使命感の自覚へと導くのです。ほかの外来や相談ではなく、がん哲学外来を自ら選んで多くの患者が訪れるのは、その自覚への求めによるものといえます。

ところで、「がん哲学外来」に訪れるのはがん患者だけではなく、患者の家族、医療スタッフ、人生に疲れた人などさまざまです。「がん哲学」は、がんを通じて社会のあり方を哲学的に考えることをも目指しているので、これらの人々を受け入れるのは当然のことです。

そう考えたとき、がん患者を受け入れることは教会の役割のひとつでもあると思うのです。しかし、「がん哲学外来」にクリスチャンのがん患者が訪れるのは、教会に相談を受け入れる場所がないことの現れでもあります。集まる人同士が悩みを聞き合い役割意識を見いだせる場となることが、これからの教会には求められているのではないでしょうか。患者の悩みに対してすぐに祈って応えるのでなく、お茶を飲みながら話せる場を提供することが必要です。実際、全国のがん哲学外来のいくつかは、教会を会場に行われています。

「がん哲学外来」の最終目標は、「病気であっても、病人ではない」患者が自尊心と役割意識をもって生きられる社会の構築です。本書を通じて、読者の皆さんがそのような社会に向けて力を合わせていくヒントを見つけてもらえたら幸いです。

樋野 興夫

# がん哲学外来で処方箋を　カフェと出会った24人

## 目次

## 第2部　がん哲学外来メディカルカフェと出会って

装丁　向谷地ひろむ

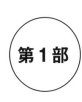

# 第1部

# がん哲学外来
# メディカルカフェのこと

樋野興夫

# 島根の小さな村から 医師の道へ

## 日本神話から学ぶ

　私は、島根県の出雲大社から８キロほどの峠を越えた美しい日本海に面した小さな村、出雲市大社町鵜峠《うど》に生を受けた。

　出雲大社は縁結びや福の神として名高いが、医療の神とも言われる大国主命《おおくにぬしのみこと》をまつる神社で、今から約１３００年前、７１２年に編纂された『古事記』に登場する。この古事記に出てくる有名な話「因幡の白兎」について、ちょっと触れてみたい。

　――沖合の島から本土に渡ることができず困っていた白兎が、海ザメに「あなたたちの一族の数を教えてあげよう」とだまして、海ザメを島から本土まで一列に並ばせ、海ザメたちの背中をぴょんぴょんと飛んでいった。そして最後のところで言わなくてもいいのに、海ザメをだましたことを

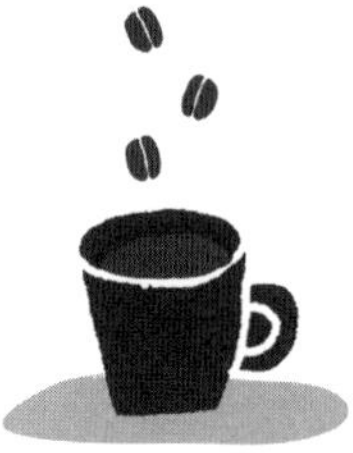

得意げに言ってしまった。これに怒った海ザメが白兎を捕まえ皮を剝いでしまい、白兎は瀕死の状態で浜に打ち捨てられたのだった。いろいろな人がその白兎に治療法を授けたものの、なかなか治らないどころか悪化してきた。そこへ大黒様（大国主命）が通りかかり、蒲《がま》の穂の粉を身体に塗る治療法を授けたところ、白兎はやっと治癒した――

この話には二つの教訓がある。第一に、大きなことを成し遂げようというときには、最後まで秘密を守らねばならないということ。白兎はまだ渡り終わっていないうちに自分のもくろみをもらしたから、あんなことになってしまったのだ。

第二に、大黒様は治療を行うときに白兎の悪行を問わなかったということ。「海ザメをだました悪い白兎だから、治療しない」ということはあってはならない。医療従事者はたとえ殺人犯が来ても治療せねばならない。患者の境遇を問うてはならないことは、医療従事者が決して忘れてはならないことである。他人の苦痛に対する思いやりは医学、医療の根本である。私は故郷に思いを馳せるたびに、この教えをあらためて肝に銘じている。

## 尊敬する人物たちとの出会い

私が生まれた鵜峠は隣の鷺浦《さぎうら》地区と合わせて、鵜鷺《うさぎ》と呼ばれている。鵜峠は無医村であり、幼年期、熱を出しては母に背負われて、峠のトンネルを通って隣の鷺浦の診療所に行った体験が、今でも脳裏に焼き付いている。私は人生３歳にして医者になろうと思ったようである。

その村で、我が生涯に強い印象を与えたひとつの言葉と出会う。“Boys be ambitious.”（「少年よ、大志を抱け」）である。札幌農学校を率いたウィリアム・クラークが、その地を去るに臨んで馬上から学生に向かって叫んだと伝えられている言葉である。私が通った鵜鷺小学校は２０１５年、統合により、廃校となってしまったが、その卒業式で来賓から発せられたこの言葉の響きが、小学生だった私の胸に染み入り、ぽっと希望が灯るような思いであった。

これが私の原体験であり、その後は自らの尊敬する人物を静かに学んできた。私が「出会った」その人物とは南原繁（１８８９―１９７４）、新渡戸稲造（１８６２―１９３３）、内村鑑三（１８６１―１９３０）、そして矢内原忠雄（１８９３―１９６１）というキリスト者たちである。さらに医師になって、私と同じ分野で師と仰ぐ人物との「出会い」があった。病理学者でがん研究所顧問の吉田富三（１９０３―１９７３）である。私はこの５名とは連鎖的に「出会って」いる。そのことは次章で述べることとしよう。

ともあれ、南原繁の政治哲学と吉田富三のがん学が私の中でドッキングされ、「がん哲学」の提唱へと導かれた。さらに、幼年期の田舎の診療所のイメージが重なり、「がん哲学外来」へと展開した。さしずめ「がん哲学＝生物学の法則＋人間学の法則」である。「がん哲学外来」は、生きることの根源的な意味を考えようとする患者と、がん細胞の発生と成長に哲学的な意味を見いだそうとする病理学者の出会いの場でもある。私が「がん哲学外来」で語るのは、これまで学んできた先達5人の言葉である。まさに「言葉の処方箋」である。

人生で大切なのは良き出会いである。私が考える「人生邂逅《かいこう》の三大法則——良い先生、良い友、良い読書」は、厳粛な絶対性大原理であると思っている。がん哲学外来で患者と相対するときに必要な「ぶれぬ大局観」は、人生の不思議な邂逅の連続によって与えられた体験的学びであった。

思えば我が人生は、小さな村での少年時代の原風景、浪人生活での人生を変える出会い、学生時代の読書遍歴（内村鑑三、新渡戸稲造、南原繁、矢内原忠雄）、がん研での病理学、そして吉田富三との出会いと、邂逅の「非連続性の連続性」であった。

まさに「万事が益となるように共に働くということを、わたしたちは知っています」（ローマ8・28）の体験である。

# 五人の先人たちから継承したもの

## 先人たちの思想に出会って

私は五人の先人たちから大きな影響を受けている。ここでは彼らの生き方から私が何を継承したのかを語ってみたい。

まず、最初に影響を受けたのは南原繁だ。京都での浪人時代、東京大学法学部生だったときに南原繁から直接教わったという人物に出会ったことをきっかけに、たいへん興味を抱いた。「将来、自分が専門とする分野以外の本を、寝る前に30分読む習慣を身につけよ。習慣となれば、毎朝、顔を洗い、歯を磨くごとく、苦痛でなくなる」とその人物に言われ、南原繁の本を読みあさった。

南原繁は政治哲学を専門とする戦後初の東大総長である。戦争中はあえて政治的発言を避けて「洞窟の哲人」と呼ばれるほどに学問にのめりこみ、戦後は国家の再建と教育改革に取り組んだ。そうした彼の学問的姿勢から、私は「純度の高い専門性と社会的包容力」を学んだのである。

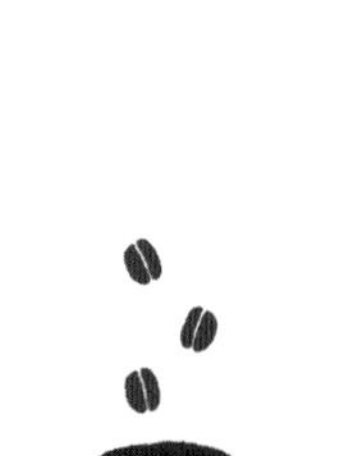

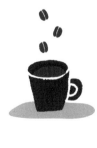

二人目は新渡戸稲造である。南原繁の著作を読んでいると、新渡戸稲造に行き当たる。南原繁が「何かをなす（to do）の前に何かである（to be）ということをまず考えよということが〈新渡戸稲造〉先生の一番大事な教えであったと思います」と語っていたことで、私は今度は新渡戸稲造の本を読むようになった。

幕末の盛岡に生まれた新渡戸稲造は、札幌農学校を卒業し、東大の入試面接で「我太平洋の架け橋とならん」と言ったという逸話を持つ。その後は海外留学を経て国際連盟の初代事務次長となった人物である。2012年は新渡戸稲造の生誕150周年だったこともあり、私が彼から学び取った「幅広い学識と豊かな国際性」の重要さはますます社会に認識されつつある。

三人目が、内村鑑三である。南原繁がキリスト者として深い影響を受けていたことから、内村鑑三も必然的に読むようになった。内村鑑三は札幌農学校で新渡戸稲造と同級生だった。後にアメリカで無教会主義の思想的基盤を獲得し、多くの著作や論説を発表し、教育・文学・芸術など幅広い分野に影響を及ぼした人物である。

私は彼から「勇ましき高尚なる生涯」を学んだ。世界的ベストセラー『代表的日本人』を発表、天皇の署名に最敬礼せず教職を追われた「不敬事件」にも負けず、足尾銅山鉱毒事件に関わり、日露戦争では非戦論を展開したその勇敢さは私の模範である。

四人目に、矢内原忠雄が挙げられる。新渡戸稲造と内村鑑三から影響を受け、新渡戸稲造の後任として東大経済学部助教授となった彼は、第2次世界大戦前、軍国主義へと急激に傾く社会にあっても、キリスト者としての信仰に基づく平和主義を説き続け、東大を追われた。だが、著作を発表し続けた彼は戦後、南原の後任として東大総長に選ばれたのである。私が彼から学んだのは「日本の礎石たらんとする精神」だと言えよう。

このように私は連鎖的に四人の人物の膨大な著作に向かい、彼らの思索の中に分け入った。今では『南原繁著作集』全10巻の通読は、3巡目に入っているほどだ。

## がん研究の先達の志を受け継ぐ

先人たちのすばらしい著作に心酔した私はやがて医師になり、がん研究会がん研究所の病理部に入った。そこで、また大きな「出会い」があった。日本の誇る病理学者・吉田富三の存在を知り、またその教え子で、当時のがん研究所所長の菅野晴夫先生（現在、がん研顧問）に出会ったのだ。菅野先生は、医学部生として東大総長時代の南原と交流した経験も持つ方だ。

吉田富三の学問的偉業は、「がんをつくる」ことを可能にした点にもある。がん発生の理由は長年の謎だったが、彼は化学物質をラットに与え、内臓がんを人為的に発生させることに世界で初めて成功した。その後の研究から遺伝子の異常の原因は化学的因子、物理的因子、ウイルス、がん遺伝子の問題などにあることが明らかになってきたが、彼が発見した「吉田肉腫」「腹水肝癌」はそうした現代のがん研究の基礎である。

ところで吉田富三は、医療制度に重要な提言を行ったほか、政府の審議会で国語政策にも取り組んだ。「風貌を見て心まで診る」人物だった彼は、「人体の中で起こっていることは、社会と連動している」「がん細胞に起こることは必ず人間社会にも起こる」と言っている。ここには、がん細胞から人間社会を語るがん哲学の源流がある。

いま、日本のがん対策は確実に歩みを進めているが、依然十分とは言いがたい。医療従事者が情報提供を行うだけでは不十分だと人々は気付き始めている。今回取り上げた五人の精神に学びつつ、人間の尊厳に徹した医学・医療のあり方を考えていくことが、がんのプロフェッショナル、そしてがん哲学のひとつの使命なのである。

# 「天寿がん」の時代を目指す

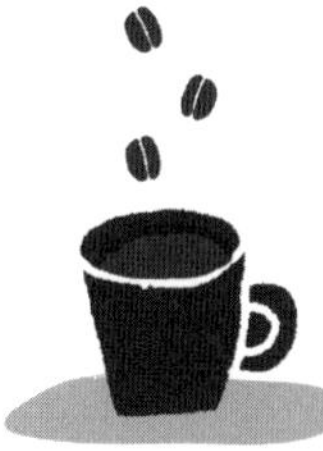

## がん細胞との共存

がん研究の最大の目標の一つは、「ある年齢以前のがん死をなくすこと」である。何もしなければ40歳でがん死したであろう人のがんの進行を遅らせ、80歳まで生きて、天寿を全うしてもらうことを目指す。つまり「天寿がん」の実現である。

発がんには、原因がありプロセスがあり、また時間もかかる。がんは人生にも似て、境遇が良くないと大成しえない。したがって時機を見て医師が介入することで、発がんを遅らせ、すでにがん化が始まっていても、がんの進行を遅らせることができる。がんで死なない時代が到来しつつあるのだ。

しかしがん患者は、天寿がんを全うするためにどうしたらいいのだろうか。がんで死なないということは、患者ががんと共に過ごす時間がますます長くなっていくということでもある。この期間を、健康な時と同じ精神状態で暮らすことは難しい。がんと共存するための実践的な知恵が、今こそ求められているのではないだろうか。ここにこそ、がん哲学外来の果たすべき役割があるように思われる。

そこでまずは、がん患者の悩みを聞いてみると、興味深いことがわかってくる。その悩みは、大きく三つに分かれるということだ。

がんという病気そのものについての悩み。

家族との関係についての悩み。

職場の人間関係の悩みである。

このうち一番目は、治療を通してしか解決できない。だが実際には、がん患者が最も悩まされるのは二、三番目である。つまりがんの悩みの多くは、私たちの普段の生活で経験する悩みと共通している。がんと共存することは、生活をより良く送るための心構えに通じるのである。

例えば患者と話していると、不安や悩みをすべて解消したいと考えている人が多いことに気付く。だが健康な人でも、悩みが0ということはあり得ない。ならば、悩みを0にすることに躍起になるよりも、10の悩みを7にすることで、気の持ちようが変わることがあるのではないだろうか。

そのためには、すぐには解消しえない不安はいったん忘れてしまうことや、楽しみを増やしてがんの優先順位を下げることが重要だ。がんは「闘う」ことが強調されがちな病だが、そこで求められる強靭《きょうじん》な精神は、その強固さゆえ、時にぽきりと折れてしまうことがある。がんと付き合う上では、どんな事態に直面しても折れることのない「心の柔軟さ」が求められると言えよう。

## 顔を変える

患者の多くが共通して口にする悩みに「以前のように人とうまくコミュニケーションがとれない」ことがある。これは家族、職場、また主治医との間柄や入院時の人間関係にも見られる。がんの悩みは人間関係の悩みでもあることは、先に述べたとおりである。

そこで私は、この悩みに対していくつかの提案を行っている。まずは、顔を変えることだ。といっても、顔とは一朝一夕で変わるものではない。顔は感情や意志を伝え、他者と暮らしていくためにあるものだ。それを変えるためには、他人との関係の中で取り組むことが必要である。

例えば、見舞いに来てくれた人に、「ありがとう、ここまで大変だったでしょう」と心を込めて礼を言ってみたらどうだろう。病気に悩み、自分のほうにばかり向いていた気持ちが他人に向かうことで、顔は変わっていく。顔が変われば周囲との関係が好転し、さらに顔が変化していくという好循環が期待できよう。

だが、どうしても苦手な人が、誰にも一人はいるものだ。会わずに済ませられるならまだしも、それが主治医などだとそうも言っていられない。もちろん、主治医は率先して患者と良好な関係を築くべきなのだが、なかなかうまくいかないのが実情だ。

これに関しては、ある男性が面白い話をしてくれた。なんと彼は、病院に行く前「これから会う医師も病院も大好きだ」と思い込むようにしているというのだ。

これは、いつでもうまくいくわけではないが、面白い方法だ。「好き」という気持ちは、自分を積極的にしてくれる。相手にもそれは伝わり、同じように「好き」という気持ちを返してくれることだろう。

また、治療に臨むうえでは真面目すぎるのも問題だ。真面目な患者は主治医の指示や病状の変化、数値データに過敏に反応しがちだ。しかし、それで事態がよくなるとは限らず、むしろストレスを溜め込んでしまう場合も多い。

何事も「ほどほど」を心がけ、人生の苦しみや悲しみだけでなく、楽しみに目を向けて生きてみてはどうだろうか。人生は「いばらの道」、だからこそ、明るく楽しみを見いだせる「宴」の心をもって暮らすことだ。がんになることは新しい「いばらの道」を歩むことなのかもしれないが、それでも人生は続いていくのだから。

# 中皮腫との関わりから人との関わりへ

## 転機となったアスベスト問題

「クボタショック」という言葉をご存じだろうか。2005年6月に大手機械メーカーが、アスベストの吸引による工場従業員や地域住民の健康被害を公表した事件である。このことは日本社会にいわゆるアスベスト問題を周知させるきっかけとなった。

アスベストは、石綿とも呼ばれる天然の繊維状の鉱物である。絶縁性や不燃性をもつため、建築や生活用品の資材としてさかんに用いられていた。だが、その粉塵を吸入すると人の肺に甚大な影響が及び、悪性腫瘍である中皮腫が生じる可能性がある。この危険は、国際的には1950年ごろから指摘されていたにもかかわらず、日本では長年放置されてきた。

結果、アスベストを吸引し、長い潜伏期間を経て中皮腫を発生する患者が、日本社会に増加しつつある。さらに、東日本大震災でも瓦礫から大量のアスベストが飛散したであろうことを鑑みると、

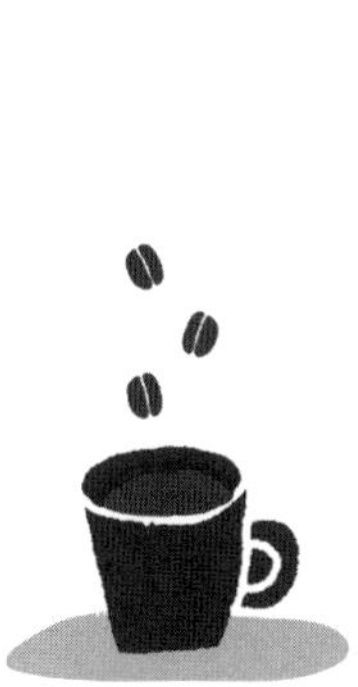

今後さらに被害が拡大することが懸念される。

アスベストが問題化されたのに伴って、私の勤める順天堂大学では、2005年8月からある取り組みが開始された。「アスベスト・中皮腫外来」である。それは、血液検査によってがんを発見できるマーカーを用いつつ、呼吸器の専門家が診断と治療に当たる、アスベスト・中皮腫に特化した日本初の外来であった。

実は私は、研究を専門とする病理医でありながら、この外来を手伝った経験をもつ。診察を受け持つ呼吸器外科の医師に加えて、中皮腫と発がんについての専門家が必要であり、かつ血液検査のマーカーを開発したのが他でもない私だったためだ。ここでわずか3か月とはいえ外来に出た私は、若いころは自分の出雲弁にコンプレックスがあり苦手としていた、人との対話に臨むことになったのである。

アスベスト・中皮腫外来は予約制の週1回の特別外来だったが、全国各地より20代―80代までの患者が訪れ、常に予約は満員となっていた。そこでは、中皮腫と診断される人、またその前兆を有する人がしばしば見つかったのだが、この診断は当人には苛酷なものだ。中皮腫は「環境発がん」、つまり患者に落ち度はないのに環境的要因から生じるがんだからである。また、中皮腫の治療の難しさや進行の早さも、その苛酷さを増している。実際、この外来で最初に中皮腫と診断された人は、診断の6か月後に亡くなった。

患者たちと対話することは、私にとっても決して楽な仕事ではなかった。患者の多くは動揺し、この先どうなるのかという答えのない不安と心配を抱えていたからだ。だが、苦心しながらもそれに向き合う過程は、私自身にも変化をもたらした。特に、ある患者から「不安に押し潰されそうなとき、その気持ちを穏やかに受け止めて聞いてくれて、アドバイスをもらうことができたら、とても救いになると思います」と言われたことは、対話の重要性を知る決定的な経験となったのである。

## 心と対話する医療へ

こうした困難と気付きを伴った経験こそが、２００８年の「がん哲学外来」誕生のきっかけとなった。アスベスト・中皮腫外来で私が知ったのは、いわばがん医療の隙間である。そこには、患者の心の苦しみに寄り添う医療、精神的なケアが欠けていたのである。

ちょうど、私が外来に出ていたころは、「がん難民」という言葉が語られるようになった時期でもあった。それは、医師の診療や説明に不信感を持ち、医療機関を渡り歩くがん患者を指す。がん難民の患者は、多い場合には、一人で十数か所を受診する場合すらあるという。

患者が難民化する背景には、患者の心の癒やしへの視座の不在がある。特に、二人に一人ががんになり、三人に一人はがんで死ぬ時代には、がんを治す医療と同時に、治らない患者をも見据えた医療が必要であるはずだ。

2007年に施行された「がん対策基本法」では、患者の精神心理的な苦痛に対する心のケアの必要性がうたわれているものの、まだまだその取り組みは途上にある。がん哲学外来は、この必要性に真っ先に、そして真っ向から取り組むものである。対話を苦手としていたはずの私が日々患者と語り合っていることには、まさに対話が人の心を変えていく力をもつことを実感させられる。

その甲斐あって今では、がん哲学外来を受診した患者から「がんと戦える力が湧いてくるような気がします」という声が日々届いている。中でも、「自分の人生が自分以外のもののためにあるように思いました」との声には、使命感の自覚という意味で、私自身も鼓舞される思いだ。他人の苦痛に対する思いやりは医療の根本である。役割意識と使命感をもち、「苦しむ人に会ったとき、時間と必要を与えるために立ち止まるのは誰なのか」を常に考えることが、私の、そしてがん哲学外来の鉄則なのである。

# 対話する医療からメディカルタウンへ

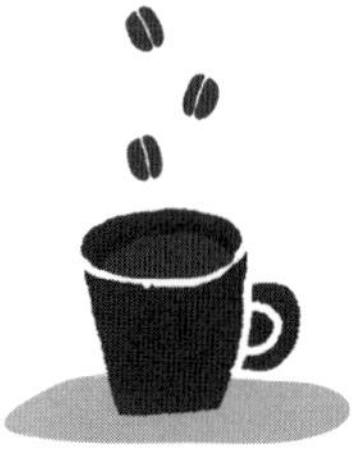

## 陣営の外へ

２００５年に順天堂医院で始まった「アスベスト・中皮腫外来」での経験は、医療現場における「対話」の重要性を私に教えてくれた。患者たちは、心の苦しみを癒やす場所の不在という「医療の隙間」に置かれている。この医療の隙間を対話によって埋める取り組みが必要なのである。この必要性への気付きは医師としての役割や使命感を再確認する契機ともなった。

元来、人との会話を苦手とする性格の私が、「がん哲学外来」を開始することができたのは、そうした使命感に突き動かされてのことである。医療の隙間を埋めるがん哲学外来が、今こそ必要だと思われたのだ。順天堂大学からは当初、アスベスト・中皮腫外来はともかく、がん哲学外来は勘弁してほしいと笑って言われてしまったのだが、がん哲学外来が時代的な要請に応えるものであることは、すぐに明らかになった。

2008年1—3月に全5回の試験的な外来として開始されたがん哲学外来は、すぐに予約で満員となった。1日4組までの小さな取り組みであるにもかかわらず、都外からも続々と患者は訪れた。急遽1日8組としたが、キャンセル待ちが80組にのぼった。この数だけでも、がん哲学外来に対する社会的な反響の大きさがうかがえよう。

しかしそれ以上に、訪れる患者の姿こそが、対話する外来の必要性を雄弁に物語っていた。がん哲学外来での個人面談は、1組の相談に30—60分を費やしてじっくりと対話する。家族同伴でセカンドオピニオンを求める人もいれば、主治医が自分と真剣に向き合ってくれないことへの憤りを語る人もいる。だが、そうした対話を通じて、患者たちの表情は確かに明るくなっていったのだ。私は各地で講演したり、個人面談をしたりする中でこの経験を繰り返し、がん哲学外来の必要性を再認識していった。

しかし、がん哲学外来の実践には、病院や医療機関内での取り組みでは不十分であった。医療現場は患者の病状や治療の説明に手いっぱいで、精神的なケアは後手に回る、いわば「冷たい専門性」に留《とど》まっている。これは何よりも、患者にとって病院や医療機関を敷居の高いものとするという弊害を生んでいる。「外来」とは本来外から来る患者を迎えるものであるにもかかわらず、患者が来ること自体が難しいという本末転倒な状況に陥っているのである。

そこで考えたのが院外でのがん哲学外来である。順天堂大学の近く、御茶ノ水駅前の喫茶店での外来である。それは病状的に、時間的に余裕のない患者のためには必要なことだった。事実、余命3か月といった重症患者もいて、面談後しばらくして亡くなった人もいた。私は死を迎えつつある患者を前にすると、自分はなんと未熟者なのかといつも思わされる。だが、それでもこうして患者たちに出会うことができたことはかけがえのない経験であり、それは街に出て外来を行ったから、つまり医者が自らの「陣営の外」に出たからこそなのである。

## メディカルタウン実現に向けて

このように病院ではなく、カフェのように集まりやすい場所で、患者と医療関係者が立場を超えた交流ができること、そうした場所を全国に展開すること。これを目指して、２００９年に設立されたのが「ＮＰＯ法人がん哲学外来」である。２０１３年には一般社団法人となり、現在、全国約80か所の拠点で精力的に活動している。また、２０１１年には「がん哲学市民学会」が市民の手で設立され、「がん哲学外来コーディネーター養成講座」も始まった。

全国に広がりつつあるがん哲学外来メディカルカフェの拠点はカフェ、官民の施設、企業、教会、そして薬局や全国のがん拠点病院などさまざまであるが、共通しているのは医療従事者ではなく患者やがんサバイバー（がん体験者）、その家族らが主体になっていることである。がん哲学外来が体現しているのは、「外来」の定義の歴史的変革であり、「温かい専門性」に立った医療の模索であると言えよう。

がん哲学外来は、がん対策基本法などが掲げる患者主体の医療の舵取り役を、現在進行形で担っている。その最終的な目標は、医療が病院内で完結するのではなく、草の根的なケアが地域全体で行われる「メディカルタウン」の実現である。それには病院を中心に、患者の視点に立ったホテルやレストランや書店、対話の場となるカフェなど、あらゆる施設が集中した町作りが求められよう。その主体となるのは、言うまでもなく患者自身である。御茶ノ水駅へのエレベーター造設が患者の署名によって進みつつあるのは象徴的な出来事だ。

私は今、順天堂大学をはじめ多くの医療機関があり、多数の患者が訪れる御茶ノ水がメディカルタウン化することを夢見ている。患者の視点に立った地域づくり、そこに生まれる医療の共同体こそが、がん哲学外来の将来像なのである。

# 「傾聴」から「対話」へ

## 病人ではなく人間としての悩み

ここで、がん哲学外来での「対話」の意義を語ってみたい。それは、患者の心の悩みや不安に応えられないがん医療の隙間を埋めるために、どのような実践が必要なのかを照らし出している。

がん患者を対象にしたあるアンケート調査で「今、医療にいちばん望むものは何ですか」と質問したところ、90パーセントもの人が「自分のがんについて話ができる場がほしい」と回答したそうだ。しかし患者には、医療現場に主治医がいるはずだ。また私生活でも家族や友人に話したり、がん患者の会などにアクセスすることも考えられる。にもかかわらず、なぜ患者は話をすることができないと訴えるのだろうか。

そこに、「話ができる場」に患者は何を求めているのかという本質的な問題が隠れているのではないか。

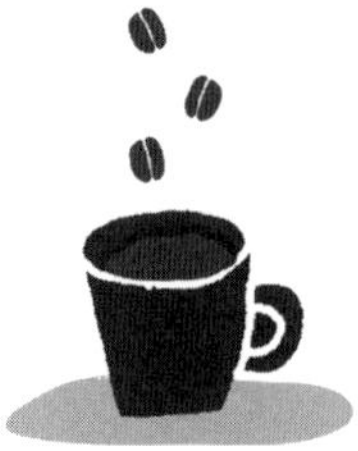

まず、主治医の場合を考えてみよう。本来なら患者のいちばんの相談相手であるはずの主治医は、往々にして忙しい。そのため、つい話しかけにくい雰囲気を出し、患者との距離ができてしまうのだ。実際、主治医との関係に悩み、ちょっとした言動まで不安になってしまう人もいる。医師に悪気がないとはいえ、患者の心を理解できていないために生じる問題だ。

もっとも、全国の病院や医師が、患者の求めを完全に無視しているわけではもちろんない。がん対策基本法では心のケアの重要性が打ち出され、全国に422か所あるがん診療拠点病院では「がん相談支援センター」を開設し、がん相談員を配置している。しかし、そこが患者の「話ができる場」となっているかは別である。そういった場は、専門家を前にがんについてかしこまって話すためのものと考えられがちだ。患者の悩みは生活上の多岐にわたる、病人としてではなく人間としての悩みであり、形式的な相談対応では応えきれないのである。

また結局、患者の心のケアは、医師の人格的な問題に行き着かざるを得ない。人格は長い人生において、人との出会いを通じて次第に養われる。医学教育は、画一的に医師免許の取得を目指すだけでなく、卒業後の人格の成長も視野に入れたものへと転換していかねばならないだろう。

では、家族や友人、患者の会の場合はどうだろう。医師と比べ、親密なコミュニケーションが可能に思われるこれらの場合も、患者が話すことは実は容易でない。家族や友人がいても、心配をかけたくない、動揺させたくないという思いから、がんの話題を避けることは多い。また患者の会の場合も、同じがんであってもさまざまな状況の人がいる中で、自分の思いの丈を語ることは難しいということがあるものだ。

こうして患者は、安心して人間的な悩みや苦しみを話せる、「話ができる場」を求めることとなる。それが医療現場、家族や交友関係、患者の会などに、見いだせるとは限らないのである。

## 核になる言葉の「種」を処方する

では、がん哲学外来がそうした場の不在を埋める働きとなり得ているのはなぜか。それは、一般的なカウンセリングの「傾聴」に加えて行われる「対話」と、「心のケア」に留《とど》まらない「哲学」的な探求によるだろう。

カウンセリングでは、来談者が話をし、カウンセラーは傾聴に徹する。そして、話を誘導し要約することで、来談者を内面的な気付きへと促していく。それは不安や悩みの緩和には有効な手段である。

がん哲学外来の個人面談は、約1時間行われる。その前半はカウンセリングと同様の傾聴だが、特徴的なのは後半だ。後半では私自らが患者と語り合うのだ。これは、双方向的な対話によって、患者が生きる上での「核になる言葉」を与えることを目的としている。この際、クリスチャンである私は聖書を引いて語ることが多い。例えば「万事が益となるように共に働くということを、わたしたちは知っています」（ローマ8・28）という言葉は、どんなときでも希望はあると私たちに教えてくれる。

しかし、どんなすばらしい言葉も、誰がそれを言うのかが重要である。まさに人格が問われる領域であり、単なる言葉遊びではないと、自らを戒めて臨まねばならない。後半の30分は人間同士が向き合う真剣勝負であり、がん哲学外来が単なる「心のケア」を超えて「哲学」である理由はここにある。これに応えるには、同じ目線に立った対話が不可欠である。

これまで私は多くの患者との対話を経る中で、人の存在そのものに無条件に意味と価値があるという根源的な気付きを得てきたように思う。それは結局、深い思索によって自力でたどり着くしかないのかもしれない。しかし、そのための言葉の「種」をまくことはできる。がん哲学外来は、そうした種を処方する外来でありたいと願って取り組んでいる。

# がんと宣告されても

## 病気の優先度を下げて生きる

がん医療で重要なのは何だろうか。それは、患者一人ひとりの症状に応じた的確な治療を行うことである。がんは患者によって性質の異なる、個別的な病である。早期発見が望ましいのは確かだが、ある程度進行していたり転移したがんであっても、その性質を見極めて治療を行うことで、治せる時代になりつつある。

実際、がんの治癒率（＝5年生存率）は、現在50パーセント近くに達している。がんになっても50パーセントの人は完治、もしくはがんと共存しながら生きていける時代になっている。

だが、50パーセントという数字は微妙である。それはつまり、残りの50パーセントのがんは治らず、患者の生命を奪っているという事実でもあるからだ。がんが一般に、死に直結する病としてイメージされる理由はここにある。

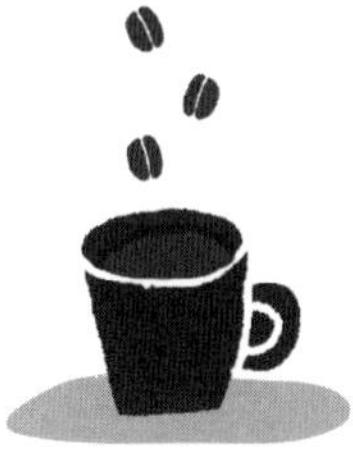

がんの診断では、他の病気にはない「がんと宣告される」との重々しい言い回しがされるのはそれゆえだ。そして、がんの宣告は人に大きな精神的ショックを与える。がんと宣告されて頭が真っ白になり、どのように自宅に帰ったのかも覚えていないという話はしばしば聞く。抑うつ状態となり、治療に前向きになれない場合も少なくない。

早期発見や治療がうまくいった場合も、心の苦しみから患者はすぐに解放されるわけではない。ある男性は、早期発見の大腸がんを「100パーセント治る」と診断されたものの、本当に必ず治るのか疑問に思いセカンドオピニオンを求めた。ところが、そこでは「98パーセント治る」と言われてしまったため、この2パーセントの差はなぜなのか、自分は本当に治るのかと悩み続けていたのである。

そうした不安を乗り越えるには、患者は自分の存在の確かさと大切さを取り戻さなければならない。そのためには、病気のことを忘れるのも、ある意味で必要なことだ。

患者はがんを重く受け止め、それについて調べれば調べるほど自らの不安をあおってしまうという悪循環に陥りがちだ。対して忘れるとはつまり、病気にばかり拘泥するのを止め、自分の中での病気の優先度を下げるということである。自分の人生や生活で何を優先すべきか、それを考えないと不安に振り回されてしまう。自分のなすべきことをはっきりと見つめ、「今」この瞬間をそのために生きることで、がんの不安は乗り越えられるのである。

したがってがん哲学外来で私が患者に常々語るのは、「今日が人生最後の日」と思うことの大切さである。不安とはおおむね将来への予測から生じるもので、そのとき心は今ここにあらずの状態にある。そうではなく、今日が人生最後の日だと思えば、将来の不安など生じ得ないし、なすべきことも自ずと明確になってくるのである。

これは、思いひとつで何とでもなるという精神論ではない。忘れることが寿命を延ばすという医学的証拠はない。だが、思いは現実の行動に影響し、それを変えていく。その変化はやがて、人生を幸せに生きることに、そして天寿を全うすることにもつながっていくのではないだろうか。

## 許し合うという最後の仕事

ところで、がん哲学外来には患者が一人で来ることは少ない。多くの患者は家族と一緒に相談にやってくる。がんと宣告されたとき、家族もまた、それを受け止めることが求められ、一丸となって治療に臨むことになるからだ。

だが、それは必ずしも容易なことではない。むしろ、家族の言葉や姿勢が患者の負担を増している場合が、実は多いのである。家族はしばしば、患者に「正論」を投げかけがちである。「なぜたばこやお酒を止めなかったのか」。それは確かに正論なのだが、そうした正しさは容赦がない。患者も心の中では言われていることをわかっている。にもかかわらず正論をぶつけられると、いっそう弱ってしまうことがある。

　また、心配は必ずしも愛情ではないということも、家族は知っておかねばならない。心配されるのは、ありがたい反面で負担でもある。自分は人に心配をかけていると感じた患者が、逆に周囲に配慮しなければならないようでは本末転倒だ。あまり心配すると負担をかけてしまう、それを自覚することも、家族の務めである。

　しかし結局、患者ともっとも多くの時間を過ごすのは家族だ。患者は家族に、家族は患者にどのように接すればよいのか。

　私はそれは最終的には、患者と家族がお互いを許し合うことにあると考えている。がんは死を意識せざるを得ない病だが、それゆえにこれまでの人生を見つめ、その悔いを清算する機会でもある。家族という親密な関係の中だからこそ、言い残してきた罪悪感や後悔もあるだろう。それを伝え、許し合うことは、患者と家族の双方にとっての最後の仕事だ。この仕事を果たすことで、患者はその人生を充実感をもって終え、家族は患者と過ごした時間を良い思い出として受け入れられるのである。

# がん哲学から人生を考える

## 細胞の世界に真理を見いだす

がん哲学は、生物学者吉田富三のがん学と、戦後初代東京大学総長の南原繁の政治哲学の合流によって成り立っている。「生物学の法則＋人間学の法則＝がん哲学」である。その使命は、「外来」での傾聴と対話によって患者の心の問題に向き合うことである。

しかし、がん哲学が「哲学」であるゆえんはそれだけではない。がん哲学は、がん細胞への理解を通して、人間の生き方や社会の問題についても積極的に語るのである。

なぜ、そのようなことが可能なのか。

私のような病理学者は、がん細胞というミクロな事象が身体全体に与えるマクロな影響を研究するが、実はこのことは人間社会にもあてはまる。細胞の世界の出来事は、人間社会の出来事と驚くほど似ている。そこには、ミクロとマクロ、両方の世界に通じる真理がある。

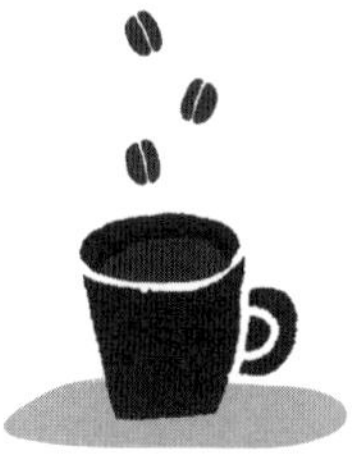

この真理を見いだし、がん患者に対して確信をもって語れる、高い社会的包容力をもつ人物が、がん医療の現場には求められている。その求めに応えるべく、人間関係になぞらえてがん細胞をよりよく理解したり、時にはがん細胞の特徴から人間の生き方のヒントをも学び取ったりすることが、がん哲学の独自性なのである。

では、がん細胞を人間関係になぞらえて理解するとはどういうことなのか。がん医療に携わっていると、患者から「なぜ人間はがんになるのですか」と聞かれることがしばしばある。そうした問いに対して私が思うのは、細胞ががん化するメカニズムは、自分の息子が不良になるようなものだということだ。がん細胞とも不良息子とも、うまく付き合っていくためには同じコツが求められるはずである。

子どもの素行が悪くなったとき、親は困り果て、どうやって更生させようか悩み苦しむだろう。しかし、そこからあえて一歩引き、不良化のメカニズムを客観的に探ることで、親が息子を見る目は変わっていく。客観的に状況を俯瞰《ふかん》することができれば、息子の言葉に振り回されたり、息子だけを責めたりすることもなくなるのではないだろうか。そうすれば、「この子がこうなったのは、あのときに私がもっと……」などと自分自身への気付きも得られ、やがて関係は改善されていくだろう。

がんに関しても同様である。がんは他人からうつるのではなく、自分の体の中に生じる「内なる敵」である。これに対しては、自分自身の置かれた状況を客観的に見つめることが必要だ。がん哲学外来には、病状や治療にさまざまな不安を抱えた患者がやってくる。私はそうした患者には、まずは状況を自分の言葉で語ってもらうようにしている。そうすることで患者が、自分の思い込みや誤解に気付くきっかけを与えるのである。状況を客観的に理解することができれば、患者はむやみに不安を感じることはなくなっていくものだ。

このように不良息子の更生にも、がんの治療にも、客観的に見ることの大切さは共通する。がんの治癒率が50パーセント近くまで達し、多くの人ががんと共存して生きていける時代だからこそ、そうした客観的な視点を身につけねばならない。

## がんに学ぶ

逆にがん細胞から人間の生き方を学ぶとは、いったいどういうことだろうか。

人の体には、正常細胞が約60兆個あると言われる。この細胞に遺伝子レベルで変異が起こることががんにつながるのだが、その過程には実は約20年もの年月がかかる。がん細胞は大器晩成なのである。

このことは、人間社会の教育の問題にも通じよう。内村鑑三など私が影響を受けた先人たちは皆、長きにわたる努力を重ね、段階を踏むことで偉業を成し遂げた。その姿は、がん細胞が成長していくプロセスに重なる。長期間の努力や失敗を経てようやく大成することが、人の言葉に説得力や安心感をもたせるのである。医療をはじめ、これから社会を担う若者たちを育てるために必要なのは、そういった数十年後の大成を見据えた教育であると言えよう。

またよく知られているように、がんは転移の可能性がある根強い病である。私はこれを、がん細胞のたくましさだと表現している。がん細胞は通常の細胞と違い、栄養が不足した飢餓状態でも、外から栄養を取り込む能力を自ら高めて生き延びる。環境に合わせて、自らを変化させるのである。いわば、「郷《ごう》に入って郷に従う」賢さが、がん細胞のたくましさを支えている。

人は苦難に直面することで、たくましさを養いながら成長していく。その点がんはたいへんな苦難だが、人生の意味や歩み方を深く見つめ直す最大の契機でもある。私が出会った患者たちは皆、がんという苦難を耐える中で、品性を高め、人生を全うする上での希望を見いだしていった。がんを考えることは、生の根源的な意味について考えることに他ならないのである。

# to do ではなく to be の思想

## がん治療から生き方の問いへ

新渡戸稲造ら賢人たちの残した言葉は、がん哲学外来での私の実践の核となっている。特に「to do ではなく to be」という思想は、がん哲学外来にとって欠かせないものだ。ここで、この言葉の意味、がん医療との関係性を語ってみたい。

クリスチャンである南原繁の著作を読んでいると、しばしば新渡戸稲造が登場する。中でも、次の一節は示唆的だ。「何かをなす（to do）の前に何かである（to be）ということをまず考えよということが（新渡戸稲造）先生の一番大事な教えであったと思います」。

やはりクリスチャンで、国際連盟の初代事務次長を務めた新渡戸稲造。その彼から南原が継承したのが、「to do ではなく to be」の思想だった。そして私は、この思想こそがん医療には必要だと考える。

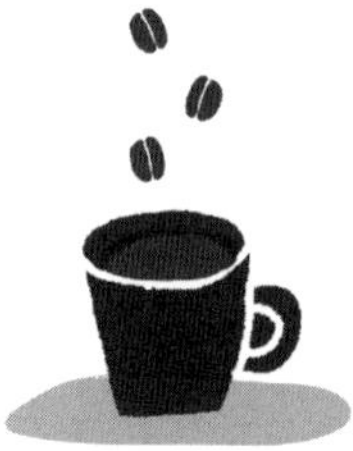

いまや、がんは誰もがかかりうる、ありふれた疾患となりつつある。したがってがん医療の現場では、特異な病としてがんを認識しその治療に注力するばかりではなく、がんを一般的な病として受け入れた上で、患者が日常生活をどのように送ることができるかが、課題として浮上しつつある。「to do ではなく to be」という思想は、このような状況下での絶好の指針となってくれる。従来のがん医療は、いかに病気を治すかという「to do」の水準に留《とど》まってきた。だが、これからのがん医療がなすべきは、がんになっても人とのつながりを保ち、尊厳をもって人生を全うするにはどうするかという、いわば「to be」の水準の問題への取り組みなのである。

がん哲学外来は、まさに患者との対話により「to be」に照準した新たな実践である。とはいえ、患者の人生に関わる問題は、安易に取り組むべきものではない。そこで各地のがん哲学外来メディカルカフェでは、コーディネーターになるための「認定基準」と「倫理指針」を設けている。講座の受講や小論文の提出を経て、初めてコーディネーターになることができる。

では、患者と対話する上では、何が必要な資質となるのか。

## 「暇げな風貌」「偉大なるお節介」を両輪に

私がコーディネーターとなる人々に特に強調し、自らも意識しているのは「暇げな風貌」と「偉大なるお節介」という立ち居振る舞いである。常に暇そうで、かつ他者に細やかに気を遣えて初めて、患者の心の問題に取り組める。

まず、患者との対話では、たとえ忙しくても、そのことを表に出さず暇そうにしていることが必要である。忙しそうにしていては、患者も自分の問題など話す気になれない。ゆったりとした雰囲気を意識して作ることで、ようやく対話が可能になる。

さらに、患者に細心の注意を向け、その求めに共感することが必要だ。がん患者は病の不安の中で、時に自暴自棄になりかけている。こうした場合は、まず患者の声に耳を傾け、その悩みを明らかにしていく。それからこちらから問いかけ、本心、悩みの本質を引き出していく。そうした良い意味でお節介な働きかけにより、患者の心中は整理され、これからの人生の展望が見えてくる。

暇げな風貌と偉大なるお節介、がん哲学外来では常にこの二つの姿勢を両輪として、人間存在の根幹に触れる対話を行っている。そして今、一般的ながん相談やセカンドオピニオンではなく、がん哲学外来を選んで訪れる人々の増加は、この姿勢が功を奏していることの表れである。

ところで、こうした全人的な医療の必要性を訴えた先人に、スイスの精神科医ポール・トゥルニエがいる。彼は、多くの悩める人に生きる指針となる言葉を与え続けた。しかし、彼は患者を教導する姿勢を取っていたわけではない。むしろ彼は、教えることは牧師の仕事だと考えていた。そうではなく医師の仕事は、患者とともに悩み、その心に寄り添うことだと言う。以下に、著書『聖書と医学』での、彼の啓示的な言葉を引用したい。

「ある症例において、私は一つのまことに平凡な問いを患者に投げかけ、その問いが急所をついたことがあるが、その時私は神によって導かれたことを知っている。患者は自分の病気の意味と、病気に結びついた個人的問題とを理解する上に光を与えられて、その問題を解決できたのであった」

がん哲学外来が目指すのは、この「神によって導かれた」瞬間にたどり着くことだ。患者の苦悩に共感しながら対話することで、いかに生きるか＝「to be」についての真の希望や欲求をすくい上げたい。こうした実践の方向性はがん医療の新たなスタンダードとなるのみならず、「いじめ」などの社会・組織・個人の問題にも広く応える、いわば「日本国の処方箋」ともなると自負している。

# 教会をがん患者の受け皿に

## 3分しか相談できない教会？

がん哲学外来は、がん患者の心の悩みに寄り添うことを目的に、期間限定の特別外来として始まった。心に悩みを抱えた多くの患者のニーズに応えるべく、やがて日本各地で展開されてきたのが、「がん哲学外来メディカルカフェ」である。そこでは、患者ががんについて話せる場を作るために、自らも患者であったり、患者の家族であったりする人々が、スタッフとなり日々努力している。

がん哲学外来やメディカルカフェには、しばしばクリスチャンの患者も訪れる。人数比にして、全患者の10分の1程度だろうか。また、教会を会場に行われる場合は、およそ3分の1をクリスチャンが占める。私はこの事実は、教会にとって重要な意味があると思う。クリスチャンには、教会という癒やしの場がすでにあるのに、なぜがん哲学外来を訪れるのか。

私は、クリスチャンの患者たちに「教会でがんについて相談したことはありますか」と聞くこと

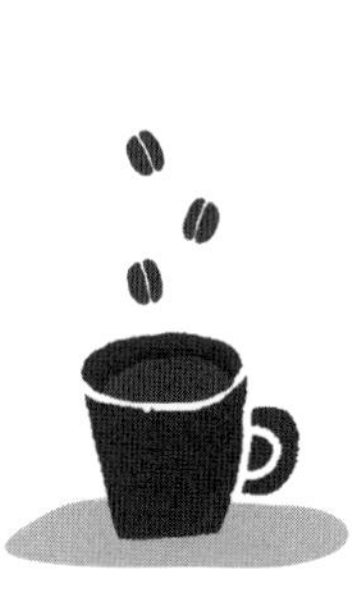

がある。すると、ほとんどの人は、教会はとてもそんな雰囲気ではないと答える。またある人は、教会で相談しても、すぐに「お祈りしましょう」と言われる、とのこと。教会では3分も相談できず、一方的に話されたり、すぐに祈って話を終わりにされてしまう感じがするというのである。

このことは、がん哲学外来が行っている双方向的な対話が、教会では必ずしも成り立っていないということではないだろうか。祈りのみを前面に押し出す教会からは、がん患者は離れていかざるを得ない。そこには、二人に一人はがんになる時代にあって、教会ががん患者の受け皿になるために何が必要かという今日的な課題が浮かび上がりつつあるだろう。

心構えという意味で言えば、必要なのは「マイナス × マイナス＝プラス」という演算の法則ではないだろうか。この場合マイナスとは、病気などによって悲しみを知った人ということだ。マイナスな人に、闇雲にプラスな言葉を投げかけても、マイナスにしかならない。悩みを抱えた人同士が、お互いの弱さをさらけ出し、分かち合える場となることが、教会には求められる。

私はかつて、岡山の国立ハンセン病療養所、長島愛生園に招かれたことがある。入所者は皆、すでにハンセン病は完治しているが、高齢化してがんになる人が増え、がん哲学外来を開く運びとなった。

そこでの経験は、私自身にとっても驚くべきものだった。というのも、当日は入所者のほか、一般の来場者もいたのだが、その中には不登校経験者の若者が5人もいたのである。高齢の入所者と

20代の若者たちが、置かれた状況の辛苦や偏見によるつらさを共に語り合い、明るさを取り戻していく姿は、まさに「マイナス×マイナス＝プラス」の法則を体現していた。そして教会には、そういった対話のための場を率先して作っていくことが、いまこそ課題として問われているように思う。

## 双方向的な癒やしの場として

では、教会はこれから具体的に何をしていくべきか。

私は基本的にそれは、がん哲学外来メディカルカフェで必要とされることと変わらないと考えている。つまり、患者が話しやすい「場」を作ること、いわば、教会を「対話カフェ」とすることだ。その点、教会はすでに物理的な意味での場をもっているという利点がある。

だとすれば取り組むべきは、患者が悩みを打ち明けられる雰囲気作りだ。そのために牧師は、かしこまって威厳ある「番犬」のようにしていてはいけない。かわいらしくも隙《すき》のある風貌で、人の緊張を解く「チャウチャウ犬」のようになることが望ましい。

例えば、悩みを抱える患者が訪れたとき、まずはお茶を出そう。それで一息つくことは、雰囲気を和ませる。そして、話が始まっても、決して患者に説教をしないことだ。ましてや、無理に宣教しようなどと考えてはいけない。教会は、がん医療と同じように、患者主体の場へと転換していかなければならないのだ。

実はメディカルカフェでは、このような実践の中で、患者だけでなく、スタッフの心も癒やされていく姿が見られる。一方的に与えることではなく、双方向的なギブアンドテイクがそこには生じている。

がん医療も、教会も、人の心の悩みに寄り添うための基本は何も変わらない。患者が自ら苦しみを打ち明けられること、それを受け止め応答できることだ。そうした関係性の積み重ねの先に待たれるのは、がん患者のみならず、すべての苦しむ人々の受け皿となって教会が立つ「教会維新」のときであろう。

# 死ぬという大切な仕事

## 「いい覚悟」で生きる

心に苦しみを抱えたがん患者に寄り添う「がん哲学外来」の取り組みを紹介してきた。本書を通じて、がん患者や家族、すべての読者に、がん哲学外来の「言葉の処方箋」を手渡してきたといえる。

最後に語りたいのは人の「死」についてである。どんなに心が癒やされ、がんに対する姿勢が変わっても、亡くなる患者はいる。何より、死はあらゆる人にいつかは訪れる。したがって、どのように死について語り、それを受け止めるのかは、がん哲学外来にとって最も重要な課題である。

とはいえ、死を意識せざるを得なくなったがん患者に寄り添うことは簡単ではない。患者は自分のことで精いっぱいで、周囲の人を無意識に遠ざけてしまっていることが多い。社長や大学教授など社会的な地位を得ている人であっても、そうしたときはもろいもので、環境と人間関係の急な

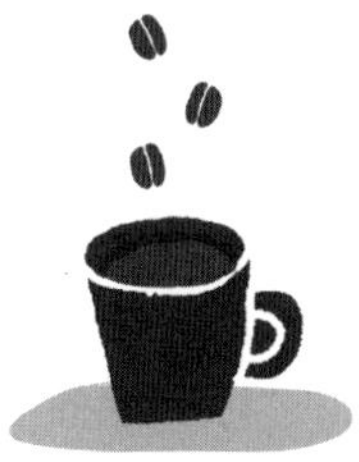

変化に失望し、一挙にうつ状態になることもある。「がんになった自分にできることは限られている」「周囲がこれまでどおり接してはくれない」などと感じ、中には自死を考える患者もいる。

だが、がん哲学外来は、こうしたときにこそ言葉の処方箋を示さねばならない。すなわち、病気と共に生きる覚悟をもつことだ。ただし、覚悟は覚悟でも必要なのは「いい覚悟」である。それは、患者自身が人として成長するために、自らの役割と使命を果たそうという覚悟である。

がんのショックにより、人生への期待は簡単に失望に変わる。だがそれでも、人生の中で、他者のためにできることはあるはずだ。人はいわば、自らの人生そのものから期待された存在なのであり、それに気付いたとき、患者は役割や使命感を再び見いだし「いい覚悟」をもつことができるだろう。

そのような覚悟は、患者を再び他者との関わりへと向かわせる。私はがん患者には「自分よりも困っている人を探しに行きなさい」と話している。つらさや苦しさを自ら知っているがん患者だからこそ、他者の傷ついた心に寄り添うことができるのだ。

その意味ではたとえ病床にあっても、人は他者の役に立つことができる。寝たきりの患者でも、会話を交わす中でお見舞いに来た若い孫たちを笑顔にすることができるのを、私は目の当たりにしてきた。それは、生死の意味について考える機会を孫たちに与えているといえるかもしれない。病気であっても「いい覚悟で生きる」ことは、他者のために働く力を与えてくれるし、それが最期の瞬間まで人を豊かに成長させるのである。

## 教会でメディカルカフェを

「いい覚悟」をもって生きる患者に最後に与えられる大切な仕事、それが死である。

私は、がん哲学外来を訪れる患者に「明日死ぬとしても、今日花に水をやる」という言葉をかけることがある。花に毎日水をやるように、慈しむように周囲の人に接していれば、たとえ明日いなくなっても、5年、10年後に思い出してもらえる。そんな死を迎えることを目指して、余命を生きることを促すのだ。それは、人生の役割や使命を全うする上では、避けては通れない最後の課題である。この大切な仕事に気付いたとき、患者が家族や周囲の人に与える影響や、残せるものも変わっていく。

私の父は、わが故郷の島根県鵜鷺《うさぎ》の地で、2013年にがんで逝去した。あえて積極的な治療をせず、老衰で死ぬかのように「天寿がん」を全うして逝った。

その葬儀で泣く母の手を握りながら、私は、自らの人生の使命を再確認していた。鵜鷺では高齢化が進み、廃校となった小学校校舎の再利用方法が議論されている。その村を、患者や家族、医療関係者の対話の場であるがん哲学外来メディカルカフェはもちろん、介護や終末医療のための施設を備えたメディカルビレッジとして再生させたい。それこそが、私が鵜鷺に生まれ育ったことの意味なのかもしれない。

確かに、父の死は悲哀に満ちた別離だった。だが、残された人々はその死から人生の意味を考え、自分に何ができるのかを学ぶことができる。だからこそ患者は、死ぬという最後の仕事に全力で取り組まねばならないし、がん哲学外来はそれを支えたい。

人類に与えられた最初の問いは「あなたは、どこにいるのか」（創世記3・9、新改訳）というものだった。これに対して、「どんなに茨の道のような人生でも、自分は宴会の場に招かれているのだ」と答えられる境地を、がん哲学外来は目指している。

だが、メディカルカフェは現在全国に約80か所で、まだまだ数が足りない。理想は人口1万5000人に1か所、全国に約7000か所だ。それはくしくも、日本に現在ある教会の数でもある。がん患者や医療関係者、その他の市民が参加しやすい、地域性を活かした場所を提供することは、今後の教会の課題ではないか。そのとき教会は、外に開かれて壁のない、すべての人の癒やしの場となるのである。

第2部

# がん哲学外来
# メディカルカフェと
# 出会って

前川 知恵子／高野 圀昭／高橋 直美／嶋田 弥生／酒井 章行／小池　善／大弥 佳寿子／上杉 有希／野田 真弓／安楽 よう子／小林 真弓／豊田　敬二／清水 津江子／小林 教男／角田 万木／沼田 千賀子／堀場 優樹／楠 章子／平林 かおる／二上 祐子／秋山 美奈子／穂積 修司／長久 あずさ／杉本 美江

# がんになって信仰に立ち返った私

前川《まえかわ》 知恵子《ちえこ》

## 子育て期にがんを発症

私は1950年生まれです。母がクリスチャンでしたので、幼いころから母に連れられて教会に通い、中学校から高校まで女子校のミッションスクールで過ごしました。しかし、母の願いもむなしく、その後の私は神さまと無縁の生活を送っていました。それが大きく変わったのは44歳のときに乳がんを体験し、初めて真剣に自分の命と向き合ったときでした。

初夏のある日、もともとお酒には弱く、飲むと全身が赤くなってしまう私がビールをほんの少し飲み、何気なく鏡を見たときのことでした。右胸の上に1センチほどのしこりを見つけたのです。なぜか私はそのとき、直感でこれは悪いものだと感じ、不安にかられ、翌日すぐに当時大塚にあったがん研究会付属病院で診察を受け、乳がんであることを告知されました。

すぐに入院することができず、入院を待つ1か月の間はとてもつらい毎日でした。上の子が中学校1年生、下の子が小学校4年生でしたので、この子たちの生活はどうなるのだろうか、私はいつまで生きられるのだろうかという思いが、まず頭に浮かびました。そして何気ない日常の姉弟げんかの声、笑い声、泣き声……いろいろな思いと風景が、走馬燈のように私の中をよぎっていき、その当たり前だった生活がどんなに尊いものであったか思い知らされました。

ちょうど同じ時期に阪神大震災や地下鉄サリン事件が起こり、人の命というものはこんなにもはかなく、明日をも知れないものであり、いつ失われるかわからない私の命は神さまのものであると確信しました。この瞬間が、母が私にまいた種、母の祈りが私の中に実ったときでした。私は入院する前にどうしても教会へ行きたいと思い、母からプレゼントされた聖書を手に、教会へ足を運びました。そこで、何気なく開いた聖書の箇所が私の目に留まりました。

「恐れるな。わたしはあなたとともにいる。たじろぐな。わたしがあなたの神だから。わたしはあなたを強め、あなたを助け、わたしの義の右の手で、あなたを守る」（イザヤ書41・10、新改訳）

入院してからもこの聖書の箇所を、私はいつも心の中で握りしめていました。入院後の検査で私のがんがリンパ節に4か所転移していたことも判明し、がんを拒否したい気持ちにかられながらも、私はこの言葉を握り続けました。この聖書箇所は、今でも私の毎日の祈りの聖句となっています。退院後、すぐに洗礼を受けたいと思いましたが、1年間の抗がん剤治療のため延期され、翌年1995年のペンテコステに洗礼を受けることができました。

## 自分のがん体験を役立てたい

このがんをめぐる一連の体験を通して、私は神さまと出会い、迷いも吹っ切れ、一直線に神さまの道へと導かれることになりました。本当のこと（真理）、この救いの体験、喜び（福音）を知らせないと損をすると思い、大切な人たちに繰り返し宣べ伝えてきました。今は家族皆がクリスチャンとして共に歩んでいます。これも神さまの大きな恵みとして感謝しています。

手術から10年たったある日、何気なくテレビを観ていると、『がん哲学』（ｔｏｂｅ出版刊行）という本を書かれたおもしろいドクターのお話が耳に入りました。そのドクターいわく「人間は平熱があるから、がん化への道を歩んでいる」など、とても興味深い内容だったので、さっそく買いに行きました。このテレビでの一方的な出会いが、樋野興夫先生との初めての出会いでした。

あるきっかけから東久留米の教会（ＫＢＦ＝久留米バイブルフェローシップ）に通うようになり、とある日曜日の礼拝後に教会のカフェテリアへ行くと、どこかでお見かけしたことのある方が一人ぽつんと座っておられました。それは樋野先生だったのです！

先生はクリスチャンとしても尊敬できる方であると知り、偶然が重なり、その後も先生とのお付き合いが続くことになりました。そして２００８年から教会の支援により、東久留米で「がん哲学外来」の活動がスタートし、今日にいたるまで、その活動のお手伝いをさせていただいています。

がんサバイバー（がん体験者）として私の経験が少しでも皆さまと共有できたらと考え、「がん哲学外来メディカル・カフェ」にいらした方々が根底に流れるキリストの愛に触れられますようにと、祈りをこめて活動しています。参加された方々に教えられることもたくさんあります。これも神さまの配慮と導きだとの思いを胸に、この活動を通してこれからも皆さまとともにさらに成長していきたいと願っています。

（東久留米がん哲学外来 in メディカル・カフェスタッフ）

## 言葉の処方箋

**がんになって出会った真理**　中学生と小学生のお子さんがいるなかで乳がんを体験した前川さんは、不安の中にありながらあらためて命と向き合い、本当に大切なことへの気付きを与えられました。死を見つめた後も、人生は続いていきます。前川さんを支えたのは聖書の御言葉でした。確かな基軸をもって歩む人の姿がここにあります。

（樋野）

# 「魂の叫びのケア」に用いられて

高野《たかの》 圀昭《くにあき》

私は、マンガ「クレヨンしんちゃん」で知られる埼玉県春日部市にある小さな教会の牧師です。私が直腸がんと告知されたのは、２００９年のことです。先日検査を終え、再発・転移がないとの報告を受けホッとしているところです。しかし、がん治療の難しさは、再発・転移の他にもたくさんの問題を抱えて生活をすることが多いということです。私は今も週に1回程度1時間余りかかる処置を必要とし、日々痛みを伴う苦痛と共に生活をしています。

## 苦しみと共に恵みにもあずかり

がんは治る時代になり、がんサバイバー（がん体験者）も増えていますが、体験は個々人で大きく異なります。ここに記すのは私の例です。

発症当時の日記に私は、がん治療の様子を次のように書いています。

**2009年9月6日**　検査の結果、直腸がんと宣告された。しかし、反面うれしかった。なぜなら、自分は死生学を学ぶ機会を与えられたと思ったのである。そして、実際に「魂について学べること」への感謝であった（当時私は大学院の修士課程で「死生学」という、人が死に直面したときの「魂の痛み、魂の叫び」をテーマに学んでいた）。今まで牧師として死について多くを語ってきた。しかし、実際自分の場合は、死をどのように受け止めて死んでいくのか。できるならば自分が講壇で語っているように死を迎えたい。

**10月13日（手術前日）**　不安がないと言えば嘘になってしまう。時に自分がどうしてがんになったのか怒りさえ感じた。ヨブが突然不幸に襲われたとき、神の御心を知らず、神を相手に論争した。しかし、私は「自分はどうしてがんになったのか」と神と論争をしようとは思わない。私にはわからない神の御心があることを確信したい。

**10月23日（術後9日目）**　痛くて苦しくて、今まで日記を書く余裕もなかった。しかし、不思議なことに気づいた。患者同士、自分の病状は語るが、がんと宣告されたときや手術に向かうときの心の様子などを話す者は少なかった。しかし、眠れない夜が明けた早朝4、5時ぐらいに談話室に行くと、1人でボーとしている人が必ずいる。声をかけると、ただ涙しながらとめどもなく語り始める。医師から余命2、3か月と言われても誰にも話すことなく、不安に襲われ、ただ耐えているばかりの人もいた。私が声をかけると、まるで堰《せき》を切ったように話し出す。これまでの人生の歩みについて、良かったこと、苦しかったこと、失敗したこと、また悔いることについて話すのだ。私はそれを聞きながら、自分ががんになり、死に直面した人の「魂の叫び」を身近に聴くことを許されたことに感謝した。

以上が、当時の私の心境です。実はこの試練に加えて、２０１３年２月に大動脈解離のために緊急手術を受け、何とか一命を取りとめました。「感謝、感謝!!」と言っているものの、時には日々の痛みや苦しみに、ひとり泣き叫ぶこともあります。妻に今までにはなかった涙を見せることもあり、共に涙するときさえあります。しかし、私にとって病は「神さまからの恵みを実感できるチャンス」のひとつでもあります。

## 「がん哲学外来」の試み

緊急手術から退院して間もないころ、妻が樋野興夫先生を招いて、「がん哲学外来」を開催したいと突然言い出しました。何も知らなかった私は驚きましたが、樋野先生の著書『がんと暮らす人のために』（主婦の友社）の中で語られていたことに共感しました。「がん医療は、がん患者さんの『心』に寄り添うという部分で、きわめて不充分でした。……患者さん自身は、『心』の支えをこそ望んでいるのではないでしょうか。……そして、『心』という分野へとアプローチできるのは、医学でもなければ心理学でもない、哲学であるという結論に達したのです」。
私も叫びたい。自らがんを体験し、またがん患者さんの「魂の叫び、痛み」を聴いてきた者としてわかったのは、がん患者さんが求めているものは「心のケア」であり、私の表現では「魂の叫びのケア」です。そんな思いをもって2013年4月より、「がん哲学外来&メディカルカフェ」を教会に開設しました。教会では1か月に1度、「樋野興夫の日曜患者学校・『がん哲学』の読書会」を行っています。そして、2、3か月ごとに樋野先生にご登壇を願っています。
がん患者、患者家族、遺族の方、そしてがん患者を支えようとするさまざまな方々が集います。「心」を語れる場を提供しつつ、心で叫び、死の不安を覚えている方々に対して患者の立場で、また牧師として魂の叫びを聴きつつ、私に託された神からの使命である「心のケア」を参加者と一緒に分かち合いたいと考える毎日です。

（日本バプテスト教会連合南桜井キリスト教会協力牧師）

### 言葉の処方箋

**患者さんに心のケアを**　高野さんは、ご自分の入院体験を通して、患者さんが「話ができる場」を求めていることを知り、患者でありながら自分から話しかけました。たとえ寝たきりの病人になったとしても、その人ができることがあるのです。心を語れる場として教会を開いていく過程は、正に備えられたものであったと感動を禁じ得ません。

（樋野）

# がんになって再発見 コミュニケーションの大切さ

高橋《たかはし》 直美《なおみ》

１９５６年新宿区で生まれた私は、中学から埼玉で育ち、結婚後は4、5年おきに国内外に移り住みながら４人の子を出産しました。三重県では、４番目の子を出生後53日で突然天に送るつらい経験もしました。

このことを通して命の尊さを痛感した私は、家族や周囲の人と悔いのない人間関係を築きたいと思うようになりました。またいじめや不登校など子育ての悩みから、親を社会的な仕事と捉え、子どもの考える力をのばす親業（米国の臨床心理学者トマス・ゴードンが提唱した聞き方、伝え方、対立の解き方）を学んだ私は、温かい人間関係を作るコツを伝えていきたいと願い、２００３年に効果的なコミュニケーションの方法を提供する親業訓練協会のインストラクターとなったのです。

仕事では家庭（親子、夫婦）、保育、看護や介護の場でのコミュニケーション講座を開催するほか、公共施設での講演会や職員研修にも出かけます。２００６年に東京の池袋に越してからは、中国や熊本に単身赴任の夫を訪ねたり、孫の世話など元気に飛び回っていました。

ところが、2012年の1月、毎年受けていた主婦検診で精密検査が必要と言われ、内視鏡で調べた結果、胃がんが見つかりました。医師が「胃がんです。全摘。よく見つかったね！」と言うのを聞いた私は、唖然《あぜん》としてすぐに信じることができませんでした。がんの告知はもっと厳粛だと思っていたからです。一方で早期発見で、取れば治るから簡単に言えるのかなとも思いました。ですが、組織を取って正確な診断が出るまでの数日は死ぬのかなと思って泣いたり、がん家系でもなく食事にも気を遣ってきた私がなぜ、と自問する日々が続きました。

その後、胃の手術の症例数の多い病院に紹介状を書いてもらい、3月に胃を全摘する手術を受けるため、4人部屋に入院しました。そこで、同じ日に手術予定の石巻から来た方と意気投合しました。「何でそんなに明るいんですか？」と聞かれ、クリスチャンなので天国に行く希望があることや救いの証しを夜景を見ながら語り、その方のご一家の被災体験も聞かせてもらいました。また、手術の前日には、以前通っていた教会の牧師先生が面会に来て私たちのために祈ってくれました。当日には同室の二人と手をつなぎ、私が声を出して祈ってから、手術室に向かいました。「恐れるな。わたしはあなたの神だから。わたしはあなたを守る」「主の良くしてくださったことを何一つ忘れるな」という聖書の御言葉を握りしめていました。

術後は、リンパ節に転移があったので、抗がん剤を自宅で飲み、食事・運動・睡眠を改善し、家族や周囲の祈りの中で支えられている毎日です。

## コミュニケーションの大切さ

私が「がん哲学外来メディカル・カフェ」に出会ったのは、手術前に夫と参加したお茶の水クリスチャンセンター（ＯＣＣ）で行われる賛美とメッセージの集会「フライデーナイト」でのことです。その存在を知った私は、毎月1回、がん患者の友人や家族を誘って参加するようになりました。

カフェで皆が口をそろえて言うのは、コミュニケーションの大切さと難しさです。例えば家族や周囲の人々の言葉に傷ついた患者や、患者への接し方がわからず苦しむ家族がいます。また、私自身は手術後に「足元の布団が重たくて」と看護師に言うと、「私は担当ではないので」と断られた経験があります。長時間待たされた末、５分で終わる事務的な診察だと、大切にされていないと感じ、がんと闘う気持ちが萎えてしまうこともあります。患者と家族、病院関係者のコミュニケーション不足で病気が悪化することを防ぐには、悩んでいる方に寄り添いその方が自分で問題を解決できるような聞き方と、正直な自己表現を身につけることが大切です。

そこで私がＯＣＣ４階の東京プレヤーセンターで始めたのが、ふれあいサロンと読書会（本読みカフェ）です。ふれあいサロンはお茶を飲みつつ、相手が悩んでいるときの聞き方や自分の気持ちの伝え方を体験する会で、現在は場所を変えて行っています。読書会はコミュニケーションの本を輪読し、お茶を飲みながら気付いたことを自由に話します。キリスト教やコミュニケーションに関心のある方が訪れてくださることに、東京の中心地でこのような会をもつ意味を実感しています。また、自分の教会でもがん哲学外来のカフェが始まり、毎回新しい方も加わり賛美と読書、祈りで終わる癒やしの時間となっています。今、地域から求められている大切な働きだと感じています。

4人目の子を亡くしてから「わたしの恵みは、あなたに十分である。というのは、わたしの力は、弱さのうちに完全に現われるからである」や「神は真実な方ですから、あなたがたを耐えることのできないような試練に会わせるようなことはなさいません。むしろ、耐えることのできるように、試練とともに、脱出の道も備えてくださいます」との御言葉に常に支えられてきました。がんによって私は、つらい人に寄り添い、時間を一緒に過ごす大切さに気付き、コミュニケーションのコツを多くの人に伝える使命を見いだしました。今後もがんになって失ったものより与えられたものに目を向けて、賜物を生かし、感謝と使命感をもって、病気であっても病人ではない生き方を目指し生きていきたいと思います。

（日本ホーリネス教団川越のぞみ教会員）

**言葉の処方箋**

**与えられた使命を果たすこと**　コミュニケーションが難しくなったと訴える方が大勢います。つらい体験をしたとき、人は心を閉ざし自暴自棄になりがちですし、家族ががんを受け入れられないこともよくあることです。高橋さんはコミュニケーションの大切さを知っている人であり、その働きはまさに「偉大なるお節介」といえます。

（樋野）

# 受洗２日後に「がん」と告知されて

嶋《しま》田《だ》弥生《やよい》

２０１１年４月、半導体業界で特殊装置を製造する会社の営業部に所属していた私はアメリカ出張から帰り、大きなプロジェクトを成功させた達成感に満たされてデスクに向かって仕事をしていました。すると、「仕事を辞めなさい」と神さまからささやかれた気がしました。受洗に向けて学びをしていたその年の私の目標は「神さまのおっしゃることには、すべてＹＥＳ！」でした。理由はわからないけれども、翌日退職届を提出しました。内心もっと素敵な仕事が用意されているに違いないと思っていました。

## 常に神さまからの呼びかけが

翌々月の６月、受洗１週間前のことです。洗礼式でどんな証しをしたらよいのか神さまに祈っていたところ、神さまは「がんがあります」とおっしゃられました。まさかと思いましたが、翌日病院に行くと、医師から大きい病院を紹介しますと言われました。そして、受洗後2日目にして、私はがんの告知を受けました。落ち込みました。クリスチャンになって幸せになれると思っていたのにがんだなんて、神さまどうして？　と。そんな私に牧師先生は御言葉をくださいました。「あなたがたがわたしを選んだのではありません。わたしがあなたがたを選び、あなたがたを任命したのです」（ヨハネ15・16、新改訳）。正直言って、全く意味がわかりませんでした。選ばれただなんて、冗談じゃない！　何で私ががんにならなきゃならないの？　と自問自答の日々でした。

退職するまで2か月かかりました。退職日の翌日から頻繁に通院する日々となりました。海外を飛び回るような仕事と治療の両立ができないのを神さまはご存じで、2か月さかのぼって私に退職するようお示しになり、検査や治療を必要なときに受けられるようにしてくださっていたのです。

7月に手術が決まっていましたが、教会不信、医療不信などが重なり、キャンセルしました。その後、民間療法や食事療法を学び始め、落ち込んだ心も徐々に癒やされました。教会も転会し、現在に至ります。

ある日「そろそろ手術をしなさい」と神さまがおっしゃられ、すぐに以前の病院に行って、2012年4月に手術を受けました。何か月も手術を拒否したにもかかわらず、皆さん優しく接してくださり、充実した入院生活を送ることができました。退院後は、ご迷惑をかけた分、病院に恩返ししたい、社会に恩返ししたいという気持ちが強くなりました。

## 「がん」という病のプレゼント

ある日、お茶の水クリスチャンセンター（ＯＣＣ）でのゴスペルコンサートに出かけ、席に着くと一枚のチラシが置かれていました。礼拝のお知らせでした。バッグに入れようと折りたたんだ瞬間、「がん」という文字が目に入りました。がん哲学外来のメディカルカフェ（ＭＣ）の案内が裏面に記載されていました。わくわくしました。帰宅してパソコンで調べると、ちょうど私の住む栃木県でＭＣのボランティア募集をしていました。私はまずはＯＣＣのＭＣに参加し、その後、地元ＭＣのオープニングメンバーとなり、当初から司会をさせていただいております。

毎回ちょっとしたお証しをさせていただきます。神さまがその場にぴったりなネタをくださるので、楽に司会ができています。また、がんでも安心して食べられるスイーツを作り、皆さんに食べていただいています。3周年記念には、樋野先生の3回目の講演を企画しています。毎回、恵みの時間を過ごしています。第1回目は数名の相談者でしたが、今では会場の椅子が足りなくなるほどになりました。

日本対がん協会が主催するリレー・フォー・ライフ（がん患者や支援者などが、夜通し交代で歩き、がん制圧の勇気と希望を分かち合うチャリティーイベント）の実行委員やＭＣのスタッフをさせていただき、たくさんのすてきな仲間ができました。民間療法、食事療法などを通しての尊い出会いや気付きもありました。支えてくれた家族にも感謝です。また、お世話になった大学病院にも恩返しがしたいと祈ると、大学内図書館の仕事が与えられました。同じ病を持つ方と寄り添えるように私にがんという病をプレゼントしてくださった神さまに心から感謝しています。

以前は「選ばれただなんて、冗談じゃない」と反発した私ですが、今は「選んでくださって感謝します」と素直に言えます。がん告知と受洗の前の私は仕事で勝者になることで満たされていました。今の私は正反対の生活を送っています。

私は今50歳です。今後、神さまがどのようなご計画を用意してくださっているのか楽しみです。欠けだらけの器でも用いてくださる神さまの寛大さに甘え、天国に行くまでの人生を主の恵みと憐れみを受けながら歩んでいきたいと思います。

（まちなかメディカルカフェin宇都宮スタッフ、日本キリスト宣教団峰町キリスト教会員）

## 言葉の処方箋

**品性の完成を**

「人生の目的は金銭を得るに非ず、品性を完成するにあり」と内村鑑三は言いました。仕事で得られる満足のための人生から、人との出会いに感謝する人生へと、嶋田さんは大きく変えられました。肉体的、精神的な苦難に遭うことから忍耐が生まれることがあります。そのときこそ、品性がはぐくまれるときではないでしょうか。

（樋野）

# 宗教が漂白された日本で生きる指針

酒井《さかい》 章行《あきゆき》

私は東京都葛飾区の下町に生まれ、２００２（平成14）年からＮＨＫでディレクターとして働いています。がん診断前は、主に「おはよう日本」や「ＮＨＫスペシャル」「クローズアップ現代」といった番組を担当してきました。私自身はキリスト教信者ではなく、他の宗教も信仰していない、いわゆる一般的日本人の宗教観です。

私がリンパ節のがんと診断されたのは２０１０年の3月、東日本大震災の1年前でした。摘出手術と放射線治療を受け、今は定期的に検査を受けています。

## 戦うのは「がん」だけではなかった

がんと診断される直前、作家の柳田邦男さんと尊厳死を望む難病患者さんとの対話を通して、日本社会の死生観を考えるＮＨＫスペシャルを制作していました。最終盤に体調が悪くなって病院に行き、がんが発見されました。告知では驚いたり騒いだりせず、「ああ、自分も死ぬ存在なのだな」と感じたくらいでした。取材で他者の死生観に触れ、自分の死生観を考えていたので、一歩引いてがんを捉えることができたのでしょう。幸い発見も早かったので3か月後には職場に復帰しました。

働きながら放射線治療と検査を受けることになりますが、すぐに厳しい現実に直面します。周囲のがんへの無知・無理解でした。原因が不明ながんにはいろいろ噂が立ちます。「若いと進行が早いからダメだ」とか「大酒飲みだからがんになった」(酒は一切飲めません)、「K病院の8階にいるからもう長くない」と取材して仮説を立ててくれる同僚もいました。ついには「まともに働けないだろうから転勤」とまで言われます。心ある人たちが転勤を阻止してくれましたが、がんのことは職場内で隠すようになっていきます。話もできなくなると、自分が職場で役に立たない人間だと後ろめたい気分になっていきました。

働く世代のがん患者は、職場をはじめ社会や差別とも闘わなくてはならないこともあります。病気は医学的な問題と社会的問題が同時に起きます。がん患者の3人に1人は失職し、4パーセントは解雇されているという厚労省の調査結果も重い現実です。

その後多くの人のご協力を得て、がんの関連の報道番組を何本か制作できました。取材先の米国で出会った患者さんの言葉が心に残っています。シカゴ大学の新薬臨床試験に最後の望みをかけていましたが、「自分の余命はもうないかもしれない。でも私の新薬の治験が他の患者さんのためになれば、私は喜んで主のみもとに向かえるのです」とうれしそうに語っていました。

## 「がん」を通して使命を知る

いま、がん医療は「緩和ケア」に力をいれています。現場の医療従事者の努力で「心の緩和ケア」も広がりつつありますが、病院内がほとんどです。働きながら、在宅でがん治療をする患者にどう「心の緩和ケア」をするのか。取材の中で聖学院大学の窪寺俊之先生に「がん哲学外来」を紹介されました。そして、埼玉県の新座志木バプテスト教会主催で開かれると知り、まずは個人的に参加をすることにしました。

参加をしてみると、「対話」や「共感」を軸としていて、一方向的な「教授」や「治療」ではなく、「患者が主人公」の外来であることがわかりました。患者は相談をしたくても家族や医師だけ、あるいは誰にもできず孤独感を募らせることも多くあります。また相談相手がいても、自分自身の経済的価値や他人の幸福度合いだけで見て、独り絶望と自責の念の闇に放り込まれ、安らかな最期を迎えられない人も多いと取材で感じています。ここに宗教が漂白された日本社会の苦悩があります。

宗教には何教であれ、人生の意味や死の迎え方を考える指針があると思いますが、その指針すらない状態です。そこでがん哲学外来で、樋野さんのように聖書の言葉を「長年の人類の知恵」として伝え、「なぜがんになったかは別の捉え方もある、誰の人生も尊く意味があるのだ」と一緒に考えれば、今すべきことに気付く人もいるでしょう。これは患者家族も同様で、「なぜ私の大切な人が、私の家族だけが」という悲しみや孤独感も緩和される可能性があると思います。

私自身も樋野さんとの会話の中で「あなたががんになったのも、何か意味があるんだと思うよ」という何気ない一言に気付かされました。個人的には「不幸な経験」ですが、マスコミ人だからこそ、社会のがんに対する偏見や誤解をなくす番組を作れてきたわけで、ある意味「使命」だったと思い直しているところです。

（新座志木がん哲学外来・カフェ参加者、ＮＨＫ首都圏センター勤務）

### 言葉の処方箋

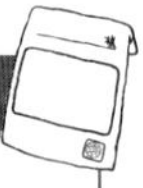

**職場でも理解を**　働き盛りの年代でがんに罹病する人が増えています。職場の受け入れ態勢が整えられてきているとはいえ、まだまだ十全ではなく、闘いを強いられている人たちがいます。メディカルカフェにも遠くから参加する方があります。周囲に知られては困るというのです。なぜ自分ががんになったのか、そこにがんじがらめになってしまうのではなく、自分を見つめ直す機会とするとき、酒井さんのように新たな展望が開けてきます。

（樋野）

# 患者としてではなく「私自身」として生きる

小池《こいけ》 善《ぜん》

私は、東日本大震災から半年あまりが経過した2011年9月、24歳で大腸がんステージⅢBという宣告を受け、11月に大腸を全摘、その後予防的抗がん剤治療を受けました。副作用と思われる消化管穿孔《せんこう》のために抗がん剤治療は途中でやめざるを得ませんでしたが、定期検診を受けながら現在まで元気に過ごしています。

## がんと向き合うためのヒント

大腸全摘からおよそ6か月がたった2012年5月に、私は偶然の出会いから「がん哲学外来」の存在を知り、樋野興夫先生と出会いました。一とおり手術や抗がん剤治療を終え、そのときには心の整理もかなりついていました。ですので、はじめて「がん哲学外来」の存在を知ったときには、「もっと早く出会っていたかった！」と心から思ったものです。「がん哲学外来」は、私が最も求めていた、まさにそのものでした。

私が手術、抗がん剤治療を行った病院にはがん相談室が設けられていましたが、実際に利用してみて、相談のできる場として心強く感じた一方、残念な思いが募っていきました。整理して考えてみると、その理由は二つあります。一つは、不安な気持ちを言葉にした際に「みなさんそういう不安を抱えていらっしゃいますよ」と簡単に一般化され、自らの不安に応えてもらえなかったことへの悲しさでした。もう一つは、私が求めていたものが、そもそもそこで得られるものではなかったということです。

当時の私が求めていたのは、治療における有益な情報以上に、がんと向き合うためのヒントでした。「どうせ、がんを抱えたまま生きていかなければならないのだとしたら、せめて前向きに生きていきたい」。私は、頭の中で繰り返し、そう考えていました。しかしながら、実際の心の中は不安で埋め尽くされています。ちぐはぐなベクトルに進む頭と心をつなぎとめる「何か」を、私はずっと探していました。

それから何か月かたち、私は樋野先生のことを知り、お茶の水クリスチャンセンターで開催された「がん哲学外来メディカル・カフェ」に参加することになりました。メディカルカフェでは、樋野先生の講話を聞き、その後小人数のグループに分かれてお茶を飲みながら、お互いの思いを分かち合いました。私は、当事者、医師と看護師、教会の牧師と信徒と一緒でした。医療従事者の方からは、「普段の仕事の中で患者の不安に十分応えられていないように感じている」という葛藤を聞き、励まされました。また、当事者同士、お互いの経験を不安とともに話せたことで気持ちが軽くなりました。当事者のすぐ近くにいる人の、もどかしく苦しい思いを聞いて、自分の家族への思いを新たにすることもできました。

グループでの分かち合いの場で、私は不安をさらけ出せる確かな安心感、ありのままの自分に接してもらえるうれしさを感じていました。がん相談室で「患者として」しか話せなかったこととは異なり、「私自身」として、不安や恐怖を語り出すことができたのです。

## いつ死んでも後悔しないように

樋野先生は著作の中でがんについて、「死を考えさせる病気」と表現されています。本当にそのとおりだと思います。最初にメディカルカフェに参加してから1年以上が経過しましたが、「死」と対になった「がん」に、私は変わらず不安や恐怖を感じています。がん宣告を受けたその日から、死について考えなかった日はありません。どんなに仕事の忙しい日でも、どんなに友人と楽しく過ごしていても、です。「がん」、そして「死」という言葉が、べったりと私の頭にこびりついて離れないのです。

しかしながら、「いつ死を迎えてしまうのか」と不安に思う一方で、私は「いつ死を迎えたとしても」後悔しないように生きていきたいと考えるようになりました。死をまざまざと見せつけられたことによって、今自分が生かされていることにより一層感謝するとともに、「生きること」に固執したいと考えるようになったのです。がんという病を得た経験を美談として語りたいのでは決してありません。ただそれでも、がんという病を経験したからこそ得られるものがあった、とうれしく感じているのです。

がんは、一瞬にして人間の命を奪う病気ではありません。だからこそ、がんをどのように受け入れ、がんとどのように付き合い、自分自身がどのように生きるのか、まさに樋野先生がおっしゃる「哲学」の領域が、求められているのだと思います。

（早稲田教会員、公益財団法人早稲田奉仕園職員）

### 言葉の処方箋

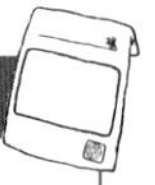

**話せる場を見つけること**　がん相談室や患者会に行かれなくなってしまったことを気にする方があります。そういう方には「いろいろな所に顔を出してみては」と勧めます。「病気であっても病人ではない」ことを小池さんは自覚していました。がん哲学外来は、さまざまな立場、考えの人が苦痛を感じないでいられる空間を目指しています。

（樋野）

# 悲しみがあるから心は豊かに

大弥《おおや》佳寿子《かずこ》

「風貌を見て、その人の心まで読む」と語る樋野興夫先生に初めてお会いしたのは、2013年のある病院の講演会でした。とっさに〝マズイ〟と思ったものです。別に悪いことをしていたわけではありませんが、乳がんの治療を続けながら、常に心の奥に「なぜ自分がこんな目に？」との思いを抱えていた私の顔は、少しとがっていたと思います。

## 告知の衝撃

私が乳がんの告知を受けたのは1999年、夫の仕事の関係で駐在していた中東カタールの首都ドーハのクリニックでした。それまでずっと海外出張の多かった夫と、やっと家族（当時8歳と3歳だった息子）4人で落ち着いて暮らせると思った矢先、偶然、胸のしこりを見つけました。現地の病院で検査を受け、乳がんと告げられたときはショックというよりは信じられない思いでした。

なぜなら出国前の検診で異常なしと太鼓判をおされていたからです。

私よりショックを受けたのは夫でした。気がつくと、自宅へ帰ろうとして走らせていた車は全く逆方向へと向かっていました。街の風景など目に入らず、頭の中が混乱していたのでしょう。声を掛けると我に返った夫は車を路肩に止め、とにかく事故が起きないように冷静になろうと、ひと息つきました。彼の誠実な愛を感じたものです。

それから私はすぐに帰国し、手術と治療を受けました。一通りの治療を終えて主治医から、「あなたのがんは初期だから大丈夫。ドーハに戻って暮らしなさい」と勧められ、不安はありましたが、治るのだと信じ、駐在生活を再開しました。

その後は半年に一度の一時帰国の際に定期検査を受けました。それが大きく変化したのは、駐在を終えて帰国して何度目かの定期検査で肺への転移を告げられたときでした。治ると信じていた私はショックからなかなか立ち直れず、治療で病状は安定していたものの、気持ちはふさぎ込んだままでした。何をしていても気付けば涙があふれていました。

そんな私を家族は温かく見守り接してくれましたが、毎朝、みんなを送り出して一人になると、「自分はいつまで生きられるのか。この先どうなるのか」ということばかりが頭をよぎりました。それでも、高校受験を控えた中学3年の長男と小学5年の次男を育て上げたい一心から、患者会や講演会に足を運び、病気を正しく知りたいと勉強会へも参加していたのです。

そこで知り合った同じ病気のＫさんは一回りも年上の人でしたが、お互い気が合い、毎日のようにメールを交わし、いつしか彼女の存在が大きな力になっていました。つらい状況下でも彼女は凛《りん》として振る舞い、病気が進行して亡くなる寸前まで、専門である絵画制作に力を尽くした人でした。しかし、人生の先輩で病気については同志でもあった彼女を失った私は心のバランスを崩してしまいました。そのような焦りにも似た想いから求め続けてたどり着いた先が、がん哲学だったのです。

## 病気であっても病人ではない

樋野先生のお話の中に、マイナス×マイナス＝プラスの法則というお話がありました。マイナス志向の人は同じくマイナス志向の人に関わることでプラスになるという、今まで聞いたことのない提言です。それは、病気をどうするかではなく、どう生きるかを考える、ちょっと視点の変わる話でした。

その後、都内のお茶の水クリスチャンセンターで開かれるがん哲学外来メディカル・カフェを中心に各地のカフェへと参加させていただくようになり、同時に先生の敬愛する新渡戸稲造や内村鑑三の著書に触れる機会も得、「がん哲学」の学びがより深まりました。また、スタッフや参加者の方々の人生ドラマに触れ続け、気付けば「わがまち東村山市」でカフェの開設を決断していました。

「不安に揺れていたあの私が？」と、自分がいちばん驚いています。
とはいえ、こうしてカフェにつながっていても病気が良くなるわけではありません。またいつもポジティブでいられるわけでもありません。肺への転移から10年目を迎え、病状は一進一退を繰り返しています。そのつど、主治医と相談し、薬を変え、様子を見て現在に至ります。しかし、自分の力ではどうすることもできない「がん」という病気に出会い、それでも人生は続くのだから、「病気であっても病人ではない、そんな生き方がしたい。悲しみがあるから心は豊かになれるのだ」とがん哲学に学びました。
「人生いばらの道、にもかかわらず宴会」との名言でいつも私を励ましてくれる樋野先生と、先生を通して与えられた「良き師との出会い、良き友との出会い、良き読書との出会い」に感謝しています。

（東村山がん哲学外来メディカル・カフェ代表）

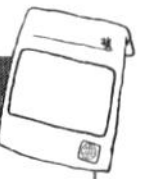

## 言葉の処方箋

**がん哲学外来の開催を**　各地のがん哲学外来を担っているのは、大弥さんのようながん体験者やそのご家族であることが多いのです。カフェに参加するうちに、自分もまたスタッフとして誰かに寄り添う存在となる。そこにあるのは同情や憐れみではなく、「偉大なお節介」です。がん哲学外来に関わることで心が豊かにされることを願っています。

（樋野）

# 解決はできなくても解消はできる

上杉《うえすぎ》有希《ゆき》

順天堂大学に「がん哲学外来」があったことを知ったのは２０１１年11月のことです。抗がん剤治療が終わり、看護師の仕事に復職した後、樋野先生の『がん哲学外来の話』（小学館）を読んで知りました。しかし、そのときの外来は期間限定ですでに終了しており、残念に思ったのを記憶しています。

## 死を考え、不安に

私が悪性リンパ腫と診断されたのはその2年前の２００９年11月のことです。腹部に20センチ大の腫瘤《しゅりゅう》、全身に多数のリンパ節の腫れがあり、骨髄にも浸潤していることがわかりました。このとき娘は高校1年、息子は中学3年の受験生。母子家庭のわが家は、「これからどうしたらいいのか」という気持ちのほうが先にたって、ショックに浸っている暇はありませんでした。

私の悪性リンパ腫の型は濾胞性《ろほうせい》といって、年単位で進行する低悪性度のものです。しかしがん細胞の分裂が遅いために抗がん剤が効きにくく、再発を繰り返します。

1か月の入院抗がん剤治療を経て外来での抗がん剤治療を受けました。治療期間は1年。しかし完全奏効にはならず、リンパ腫は残りました。治療中は、効果がなかなか現れず、休職期間が延びていくことに焦りを感じ、一日一日を長く感じました。頭では理解していても、一度不安を感じると、とにかくパソコンで情報を集め、一日中ネットから離れられませんでした。外出もままならず、気分転換もできずに、体はもちろん精神的にもかなりつらかったのです。

2011年2月末に、「いつ再発するかわからない」と主治医に言われながらも、休職期間1年3か月にしてようやく病院の外来に復職しました。しかし、いざ復職してみると、思った以上に病後の体力が低下していることがわかりました。

当時、子どもに言えないことは、通院していた同じ病院の患者仲間が支えでした。受診日には病気のこと、仕事のことなど、悩みを話して励まし合っていました。ところがその中のおひとりの状態が悪化して、低悪性度といえども普通のがんと同じ経過をたどることを目の当たりにしたのです。あらためて自分の死を考え、息子の大学受験の時期でもあり、不安とがんの怖さでパニックになりそうでした。

そんなときに再び本屋で樋野先生の本に出会ったのです。むさぼるように読み、お茶の水クリスチャンセンター（ＯＣＣ）がん哲学外来メディカル・カフェの存在を知り、わらにもすがる思いで参加を申し込みました。２０１３年2月のことです。

## 子どもたちもカフェに

参加したメディカルカフェでは、どうにも処理できない自分の気持ちを吐き出しました。同じテーブルの皆さんと対話し、家族には言えない不安や恐怖を語りました。また皆さんの経験や悩み、考えを聴き、ディスカッションしていく中で、「電話相談」では得られないパワーをいただきました。メディカルカフェから帰るときには心の重荷が軽くなり、「心の隙間」が満たされ、また前を向いて歩んでいける気がしました。

「解決はできなくても、解消はできる」。私の心の支えになっている樋野先生の「言葉の処方箋」のひとつです。がんという事実や環境は変えられなくても、気持ちが解消できればまた頑張ることができます。でもがんと向き合っていると、気持ちの揺れや浮き沈みも大きく、不安やつらい気持ちがたまってきます。そこで、毎月のメディカルカフェが必要になるのです。

２０１３年４月に再発の診断を受けました。３月に病院仲間が亡くなり、その家族を見て、わが子たちの、私が死んだ後の心のケアの必要性を真剣に考えるようになりました。子どもたちにメディカルカフェの存在を知ってもらい、私が死んでつらい気持ちになったとき、ここに来て解消してもらいたい、こうした思いで子どもたちと一緒にメディカルカフェに参加しました。そしてその日、私は樋野先生の「個人面談」を受けることができたのです。

先生は、私の話をゆったりと聞いてくださいました。「病棟勤務に戻って、がん患者さんに自分の経験を生かした看護をしたいが、体力がなくてできないのが悔しい」という悩みに対して、「だったらカフェで（スタッフを）やればいいじゃない」との言葉の処方箋をくださいました。その結果私はコーディネーター養成講座、スタッフの学びを経てＯＣＣメディカル・カフェでファシリテーターをさせていただけるようになりました。がんになって失ったものは大きいですが、新たな出会い、学び、与えられたものも多くあります。完治はむずかしくとも、これからもメディカルカフェのスタッフを使命として生きたいと思っています。（お茶の水メディカル・カフェスタッフ、看護師）

## 言葉の処方箋

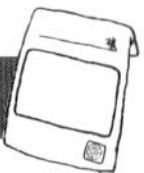

**がんの経験を生かして**　カフェに参加したからといって病気が治るわけではありません。それでも暗い顔をしていた人が何かを得て明るさを取り戻していくことがあります。悩みは、人に語ることによって「解決はしなくても解消する」ことがあるのです。上杉さんが自分の経験を生かし、「がん哲学外来ナース部会」を立ち上げ、活躍していることに感動しています。

（樋野）

# 残された時間、夫婦で宴を

野田《のだ》真弓《まゆみ》

がんで人生の最終章を迎えた今、これまでの人生でいちばんいとおしい時間を過ごし、充実した毎日を送っています。この幸せは樋野先生と「がん哲学外来」に出会えたからこそと思っています。樋野先生には感謝の気持ちでいっぱいです。

## 繰り返す病魔との闘い

始まりは4歳のとき、右臀部《でんぶ》にしこりを見つけたことでした。病名は「デスモイド」という筋肉にできる軟部腫瘍です。再発性の高い腫瘍で、手術を繰り返すたびに足の機能は失われていきました。中高生のころは痛みがひどく、熟睡することもできませんでした。起きていても絶えず激しい痛みに悩まされ、あまりのつらさに「いっそのこと死んでしまいたい」と幾度考えたかしれません。

21歳のときに知り合った夫は、私の病気のこと、大きな手術痕、歩行障害、すべてを受け入れてくれました。そして23歳の誕生日に結婚し、その後すぐに息子を出産しました。ところがその後も病気の勢いは衰えることなく再発を繰り返したのです。37歳のときには「若年性子宮体がん」と診断され、子宮と卵巣、リンパ節を切除しました。

2012年4月、45歳のときのこと、強い貧血と腹痛があり、検査を受けた結果、腹膜播種《はしゅ》が見つかりました。腹膜播種とは、おなかの中に種をばら撒いたかのようにがんが広がった状態のことです。診察室で「播種」と聞いたときは愕然《がくぜん》とし、差し迫った死を意識せざるを得ませんでした。その夜一日、夫と二人抱き合いながら涙が枯れるまで泣き明かしたことが今でも鮮明に思い出されます。

術後の病理診断の結果は「腹膜中皮腫」。完治は困難であると告げられ、あらためて自分の死を目の前に突き付けられたのです。そしてそのように死を覚悟して毎日を過ごしていたときに出会ったのが、樋野先生と「がん哲学外来カフェ」でした。

## 「死」から「生」への転換

樋野先生との対話面談のきっかけは意外なところにありました。私は「温泉ソムリエ」の資格をもつ大の温泉好きです。術後の療養で訪れていた群馬県の「万座温泉日進館」で開かれている「がん哲学外来カフェ」の案内を偶然拝見したことから、機会を得ることができたのです。

面談での樋野先生は、温かく包み込んでくださる包容力と、胸に染み入るお言葉の数々で心の癒やしを与えてくださいました。先生からいただいた私への言葉の処方箋は「人生に期待するのではなく、人生に期待される存在となる」です。

今まで、毎日「死」ばかりを意識していたのが、この日を境にがんと共に生きる「天寿がん」を目指し、「生」へと気持ちが一転したのです。樋野先生のお言葉、「八方塞がりでも天は開いている」のとおり、本当に天は開いていたのです。そして残りの人生を、「人生に期待される存在」となるべく、最終章にふさわしい前向きで積極的な生き方を貫きたいと心から思わされました。

こうして私は、樋野先生の言葉の処方箋によって救われたのです。

がん哲学に出会えたからこそ、今はがんで良かったと心から思えます。樋野先生の別の言葉に、「人生の目的は品性の完成」とありますが、これからもがんと共に生き、がんから多くの学びを得て、「品性の完成」に近づけるよう誠実に生きていきたいと思います。

私は今「がん哲学外来カフェin万座」（万座温泉日進館）と東京の「多摩市立グリーンライブセンター河井道記念恵泉がん哲学外来グリーンライブ・カフェ」にお世話になっています。

万座温泉日進館は標高1800メートルの大自然に囲まれた効能豊かな温泉宿です。湯治に訪れるお客様も大勢いらっしゃいます。また、多摩グリーンライブセンターは季節の花やハーブが咲き誇るガーデン、緑に包まれた癒やしの空間です。

カフェのスタッフの方々はいつも優しく出迎えてくださいます。カフェがそこにあるということ、つらいとき、悲しいとき、寄り添ってくれるスタッフの方がいるということにいかに救われたことでしょう。

そして今また、次なる試練が訪れました。今度は私を支えてくれていた夫が50歳を超えたところで脳梗塞に倒れたのです。樋野先生の言葉に「人生いばらの道、にもかかわらず宴会」があります。私の人生、苦難の連続ですが、これからは夫婦二人で共に「宴《うたげ》」を楽しんでいきたいと思います。

（がん哲学外来カフェin万座、多摩がん哲学外来カフェ参加者）

## 言葉の処方箋

**どう生きていくのか**　幼いころから死と向き合わざるをえなかった野田さんですが、「天寿がん」を目指して前向きに歩んでいることに真の強さを感じます。「世界が明日終わるとしても、花に水をやる」ように言うことがあります。その人らしさは最期まで失われません。いま自分にできることは何かを考え、実践していくことです。
（樋野）

# 看護師として得たトリプルの力

安楽《あんらく》よう子《こ》

## 自分の運命を嘆く日々

私の母親は乳がんを患い、手術創（縫合された手術痕のこと）の痛みや強い不安から、つらい闘病生活を送りました。そしてそのつらさが極限となったときに自ら死を選びました。私は24歳でした。私はこの別れを消化できないまま心の奥底に封印して生きてきました。そうしなければ、自分が壊れてしまいそうで怖かったのです。

また、母が亡くなった以上は父の面倒を見なければならないと考え、同居しました。その父を次々と病気が襲っても、私はへこたれませんでした。看護師として働きながら父を介護し続け、悔いのない看取りをして見送ったのが２０１３年の9月のことです。それが、その精神的・肉体的疲労が回復してもいない12月に自分ががんの宣告を受けるとは、人生は本当にいばらの道であることを痛感しました。

私の家系は母の5人の姉妹のうち、母を含め3名が乳がんを発症しており、私はいつも心のどこかで乳がんの発症を恐れていました。2011年のこと、地域の病院で乳がん検診を受けたところ専門病院での精密検査を勧められ、以来、自分が卒業した大学病院で毎年定期的に検診を受けてきました。13年12月、その検診で悪性を疑われる所見があり、直接乳房の組織を採取したところ、結果は悪性でした。

よく耳にする、がんの告知で頭が真っ白になったというよりは、他人事のように感じ、「いつかはこんな日がくると思っていた」という複雑な思いでした。

がんとしては7ミリと小さく、しかも早期に発見されたのですから、今考えるとラッキーだったと思います。しかし自分にはとてもそうは思えませんでした。

14年4月に左の乳房温存術を行い、その後は放射線治療とホルモン療法をしています。放射線治療では皮膚が焼け野原のようになってしまいました。胸が痛くて下着の着用にも困りました。大好きなスポーツジムや温泉に行けないかもしれないと思うと泣けました。また、ホルモン療法では妊娠出産はできなくなると告げられ、今まで子どもを希望していなかったのに、「女性として役割を全うできない自分」に対して強い自責の念を抱くようになりました。

精神科から抗うつ薬、睡眠薬が処方されたのに、夜も眠れず、「きっと母親と同じようにつらい思いをするに違いない」「もう看護師として働くことができないだろう」との思いにとらわれ、毎日自分の運命を嘆いては泣く日々でした。「この苦しみから解放されたい」「自らをこの世から消したい」という思いが一日中頭の中を占領するようになると、次第に1人で過ごすことができなくなり、とうとう精神科に入院することになりました。

私は、これまで25年以上、病院看護師としてひたすら働いてきました。患者さんに寄り添い、思いを分かち合えるような看護を志してがんばって生きてきました。看護師としての知識と経験は十分に兼ね備えていたはずなのに、がんを告知されたとたんに「がん患者になった」という恐怖と不安に襲われたのです。今までのキャリアもスキルも、築き上げた看護師としてのアイデンティティーもガラガラと音を立てて崩れ落ちてしまいました。

## 初めて心の封印を解く

私は薬局で偶然見たチラシでがん哲学外来メディカルカフェを知り、２０１４年7月に神奈川・新百合ヶ丘のカフェに参加しました。それ以後、引き寄せられるように、東京や千葉で開催されるカフェに参加しました。樋野先生の講演やさまざまな方と対話をもつうちに、やっと「私がたどり着きたかった場所」をみつけることができた思いです。

いっそのこと消えてしまいたいというマイナスの思考しかなかった私ですが、自分にはがん患者、がん患者の家族、看護師としてのトリプルの力が与えられたことに気付きました。そしてこれからは、この力を使って「がん哲学外来」の志をもったナースとして生きようと思えるようになりました。初めて自分を誇らしく感じました。

長い時間がかかりましたが、ようやく私のつらさを受け止めてくれる場所に巡り合うことができたのです。心の奥深くに封印していたつらい経験に初めて向き合えた思いです。今ここに私が生きていることが奇跡に思えてなりません。

またこの病気を通して、自分自身を大切にしてこそ、相手も大切にできることを知りました。今までの私は自分を愛していませんでした。これからは、1人でも多くのがん患者やその家族、そして医療従事者に、たとえ一度は暗闇の中にうずくまってしまっても、いつか自らがその闇を照らして生きていけることを伝えたいと思っています。

（お茶の水メディカル・カフェ参加者、看護師）

### 言葉の処方箋

**マイナスをプラスに**　家族関係の悩みを持つ人は多いのですが、それをどのように解きほぐしていくかが大事です。ご家族のことに加え、ご自分もがんになり途方に暮れている人に「自分よりも困った人をさがしなさい」と言います。マイナス×マイナス＝プラスであることに気付くきっかけとなります。安楽さんは、自分がすでにもっているものに気付くことができました。

（樋野）

# がんの優先順位を下げる

小林《こばやし》 真弓《まゆみ》

## 寛解から始まった

2008年5月、腸閉塞を起こして救急車で運ばれました。その前から体調不良がありましたが、当時は銀行の営業職をしていて月末と重なった週末の業務に忙しく、ようやく仕事に一段落つけて近くのクリニックに行きました。しかしそのときにはすでにクリニックでは手に負えず、救急病院に搬送されました。即入院となり、その日の深夜に緊急手術を受けました。

幸い手術は無事に終わりましたが、その後の病理検査で悪性リンパ腫との診断を受け、化学療法を行うことになりました。「びまん性大細胞型B細胞リンパ腫」と呼ばれるタイプで、抗がん剤が効きやすいということでした。

1回目の抗がん剤治療は入院治療でしたが、その後は通院となり、3週間ごとに2日通院して治療を受けるということを8回繰り返しました。

抗がん剤の治療は思ったよりも大変でした。R《アール》―CHOP《チョップ》療法という化学療法を受けたのですが、それがつらく、直後はまるで地球に体全体が引き付けられるように重くなりました。

治療をしている間は先のことを考えることはできませんでした。治療のしんどさもありますし、仕事のやりくりをどうするか、家庭をどうするかという心配と、次の治療に向けて体調を整えることに気持ちを集中させていたからです。

治療が終了したのが12月。翌月、がんは寛解と判断されました。そのとき主治医から、「寛解後の維持療法がありますが、受けますか」と聞かれました。維持療法とは再発予防のための治療のことです。それを聞いて私は、「あ、これで終わりじゃないんだ。終わってからがスタートなのだ」と思い知らされたのです。治療しているときは、治療の終了＝寛解＝治癒だと思っていたのです。がんはそうではなく、一生付き合っていくものだと思い知らされたのです。

事実、寛解と言われたあとも体調が思わしくない状況が続きました。がんになったのは48歳です。ワーキングマザーとして仕事と家庭を両立させていた時期でした。体は以前と同じではないのに、頭だけは元のように動けると思っていました。そして以前と同じに動き、その後がしんどくなるということを繰り返していました。免疫力が下がったので、さまざまな症状も出てきました。自分の体の弱い部分が露呈してくる感じでした。こうした体の変化にようやく折り合いをつけられるようになったのは、4、5年たった最近のことです。

## 仕事以外の生きがいを見つける

樋野興夫先生と出会ったのは、維持療法を受けていた2010年の6月ごろのこと、東京大学で行われた講演会がきっかけです。終了後に個人的に声をかけたところ、私の住まいが所沢だと知って、「東久留米にがん哲学外来があるから面談を受けてみたら」と誘ってくださいました。以来、東久留米のがん哲学外来メディカル・カフェに通うようになり、今ではスタッフです。

先ほど述べたように、がんは一生付き合っていかなければならない病気です。「治療が終わったらおしまい」ではないのです。しかも人からもらったものではありません。自分の身の内から起こった病気として折り合いをつけていかなければならないのです。

寛解時、私の再発率は37パーセントと言われました。でもそれは平均の数字であって、私にとっては0か100しかありません。だから余計にその37にこだわり、不安になっていく自分がありました。

そんな私が樋野先生から教えられたのは、がんの「優先順位」を下げることです。がんのことを忘れることはできませんが、来るか来ないかわからないものを不安に思って毎日を過ごすのをやめました。そう思えるようになったのは、樋野先生の外来を受け、カフェでいろいろな人と出会ったからです。また、カフェを通して、自分のことばかりではなく、人のことを考えるようになったことも大きかったと思います。もちろん、家族の支えも大きな励ましでした。

病気になったとき嫌だったのは、パジャマを着て患者になった私を見たときです。化粧をしてスーツを着てハイヒールを履いて仕事をしているのが私です。仕事をしていない自分は自分ではない気がしました。そんな私に樋野先生はダブルメジャーの人生を教えてくださいました。仕事以外のプライベートにもうひとつ生きがいをもつこと。そして、私にとってはこのカフェが生きがいになったのです。カフェを通して私はこの病気にならなければ出会えなかった人と出会いました。その出会いを通して今、私は人生の広がりが2倍になった思いがしています。

（東久留米がん哲学外来inメディカル・カフェスタッフ、会社員）

### 言葉の処方箋

**自分らしさを取り戻す**　病気をすると、前と同じように働くことができないことに焦りとストレスを感じます。ダブルメジャーでいきましょう。仕事を離れても、病気になっても、あなた自身であることにかわりありません。がんであっても自分の人生を生ききることができるように支援するために、カフェはあります。

（樋野）

# 老いに寄り添い、がんと連れ添う

豊田《とよだ》 敬二《けいじ》

## それは突然やってきた

「大腸の一部に思わしくない箇所がありますね」「それはひょっとしてがんですか？」「ウーン、可能性は高いね。すぐに大きな病院に行ったほうがいいですよ」

２０１３年６月、かかりつけのクリニックで大腸内視鏡検査を受け、医師がパソコン画面で再確認しながらの見立てでした。これってもしかしてがんの告知？　何か実感がない。そもそも内視鏡検査は、「大腸検査未経験であれば一度くらいやった方がいいですよ」とのアドバイスで行っただけで、がん検査ではありませんでした。翌日受診した病院では検査結果を見せた直後に「腸閉塞を起こしかけています」と言われ、即入院、翌日手術という慌ただしさ。あれよあれよという間に入院患者１名誕生です。

中学のとき盲腸の手術をして以来、定年退職後も68歳になるこの年まで病気らしい病気をしてこなかった私にとって、何か現実みのない他人事のような感じで、がんとの共同生活が突然始まったのです。

幸い手術は無事終了し、主治医から「退院後は術後補助化学療法（抗がん剤治療）を続けてくださいね」と言われました。「はい！　わかりました」と元気に答えたのですが、抗がん剤治療の怖さも全く知らずに、退院ということで有頂天になっていた自分でした。

翌日から経口服用が始まりました。6週間後あたりから副作用が始まりました。食欲不振・倦怠感、鼻血、口内炎、そして手足症候群（手足の爪が割れ、てのひら・足の裏にやけどと同様の水泡が多数できる）と続き、思うように動くことすらできません。がまんできずに主治医と相談して一時中断したり薬を変えたりしましたがダメでした。あまりの副作用の激しさに、抗がん剤をやめてどのような結果（極端な場合は死）となっても後悔しないという腹が決まり、6か月におよぶ抗がん剤治療に終止符を打ちました。

こうして、2か月に1度の血液検査と、6か月に1度のCT検査、1年に1度の大腸内視鏡検査で経過観察をすることとなり、今に至ります。副作用から解放され、食事時間の制限もなくなって自由を取り戻した感じです。

他方、その間、多くのがん患者と同様、私はがん関係の情報をネットや書籍で集めます。そこには、情報があふれるそんな世界でもがき苦しむ自分がいました。いったい何をどうしたらいいのか、自問自答の日が続きました。咳が出る、喉が痛い、こうした些細なできごとでも「再発か？転移か？」と不安になります。「がん治療の後遺症は不安とおびえなんだな。いつまで続くのか」と、抗がん剤の副作用とは異なる不安が芽生え膨らんできました。誰でもいい、私の話を聞いてほしい！　気持ちを受け止めてほしい！　心の叫びがありました。

## 「嵐」のコンサートにハワイへ

そんなある日、目にしたのが金沢大学附属病院で開かれたがん哲学外来の新聞記事でした。こんな働きがあるのかと驚きつつ、ホームページを通して各地のがん哲学外来メディカルカフェを知り、「お茶の水メディカル・カフェ」にでかけたのです。

初めて行ったカフェでは、参加者があちこちでグループを作り、和やかに歓談していました。笑顔があふれていました。そんな中で、樋野興夫先生の「みなさんはがんという病気であっても、病人ではありません。自分自身であることには全く変わりはないんですよ」との言葉が心に響きました。私はすっかり「病人」になっていたのです。目が醒《さ》める思いでした。

定年後はテニスに打ち込んでいた私ですが、がんになってからはスポーツはおろか、人との付き合いもせず、引きこもりがちでした。そんな私がもう一度行動的な自分を取り戻し始めたのです。

大好きなアイドルグループ「嵐」のデビュー15周年記念コンサートに参加するためにハワイのホノルルまで行き、心から楽しむこともできました。

気の持ちようで、迷いや苦悩が減ってきたことを実感しています。この点に気付かされたのがメディカルカフェでの最大の収穫です。悪いことばかりでなく、学ぶことも多い生活になりました。また、主治医、看護師、がん患者の仲間、樋野先生をはじめ、サポートしてくださるカフェのみなさん、家族など、自分がいかに多くの出会いに恵まれているかにも気付かされました。

がんは私の体から消えることはありません。どうやら一生付き合っていく病気のようです。がんを追い出すことではなく、がんが暴れ出すことなく静かにしたまま自分と一緒に過ごしてくれるよう願っている昨今です。「老いに寄り添い、がんと連れ添う」静かな日々を念じています。

（お茶の水メディカル・カフェ参加者）

## 言葉の処方箋

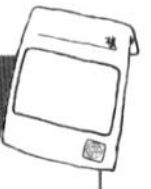

**不安をいったん脇に置く**　病気で苦しい自分から一度抜け出すことで、自分を取り戻すことのできる人がいます。病気であっても病人であることをやめたときから、豊田さんの時間が再び動き始めました。がんの優先順位を下げることに成功したのです。病気であることも悩みも解決はしませんが、解消させることががん哲学外来の目的のひとつです。

（樋野）

# 良い師、良い仲間、良い言葉に恵まれて

## 試練の中にも慰めの出会いが

清水《しみず》津江子《つえこ》

２００５年12月のこと、30年も前に胸のしこりを取った傷が固くへこんできたので、市の乳がん検査を受けました。結果、再検査と言われました。乳腺外来のある病院を紹介してもらい、細胞を取って検査した結果、乳がんと診断されました。翌年３月に右の乳房の全摘出手術を受けたのですが、残念ながらがんが右肺に星のように散らばって転移していました。

病院の担当医の先生が、「西連寺《さいれんじ》隆之です」と名乗られたとき、聞いた名前だなと思いました。「先生、久米川に住んでいらっしゃいますか」「住んでるよ」「私はクリーニング店を営んでいますが、ご来店いただいていますか」「行ってるよ」。

なんと運の良いことに、主治医の西連寺先生が近くに住んでいたのです。手術後に通院での抗がん剤治療が続きましたが、治療後は必ず店に寄って体調を聞いてくださいました。道で会ったほか

の患者さんにも、いつも明るく声をかけてくださっているすばらしい先生でした。

２００８年６月の検査で右肺再発、内視鏡で手術。通院しつつ抗がん剤治療の１回目を受けた２日目。34歳のひとり娘を交通事故で亡くしました。３回流産してやっと生まれた子でした。残された孫は兄が７歳、弟が５歳。そのときも西連寺先生は悲しみにうちひしがれている私に、「娘さんのかわりに僕があなたを見るから」と言ってくださいました。私が今こうして心穏やかな気持ちでいられるのは先生とお連れ合い、たくさんのお客様、友だちの励ましのおかげと心から感謝しています。

２０１０年５月、左肺再発。抗がん剤治療６回。12年５月、右肺１か所、左肺２か所再発。このとき、西連寺先生は清瀬の信愛病院に転勤されていました。でも信愛病院では抗がん剤治療ができないために、手術した病院で12年６月から月１回の抗がん剤治療を受け現在も継続中です。

乳がんになってから私のクリーニング店では店内に、私の病名と治療歴をポスターにして掲示しています。そしてお客様にがん検査と保険加入を勧めています。今まで７人の人にがんが見つかりました。私のように手遅れにならないためと、患者仲間が保険に入っていなかったために大変な思いをしたことを知っているからです。来店してくださるお客様の中には、自身ががんの人、お連れ合い、息子さん、娘さんをがんで亡くされた人がいます。同じ思い、悲しみを分かち合い、共に泣き、笑い続けています。

## 良い「がん」、良い「お節介」

メディカルカフェとの出会いは、お客様の一人で樋野先生のメディカルカフェに参加した大弥佳寿子さん（83ページ）から、東村山でもカフェを開きたいと声をかけられたことがきっかけです。こうして2014年8月に第1回東村山メディカルカフェが実現し、そこで樋野先生とお会いしました。

樋野先生は講演で、病があるなしにかかわらず、人生における三大要素は、良い師、良い友、良い本と出会うこととおっしゃいました。私にとっては、西連寺先生との出会いが良い師との出会いであったと思います。先生のいつもの、「大丈夫」の言葉はどれだけの患者を救ったことでしょう。「先生の言葉は薬よりも強し」です。

このすばらしい先生をカフェの皆様にもぜひ紹介したいと願い、お誘いしたところ、「喜んで参加させていただきます」とボランティアで参加してくださっています。抗がん剤治療でいつもお世話になっている看護師さんにもお願いして参加していただきました。

私は今、治療仲間が二人います。二人とも2回も余命宣告をされたにもかかわらず集まるとおしゃべりと笑いが起こり、がんを治療している患者には見えません。通院で自分の治療が終わると必ず入院患者の病室へそれぞれが見舞いに行きます。ある日、「おばさんのがんは良いがんだね、薬がいっぱいあるから」と言われました。何回も再発している私たちの口癖は、「良い薬に恵まれたこと」。その薬とは良い師、良い仲間、良い言葉です。

こんな私のお節介ぶりを見て、大弥さんの推薦で樋野先生から「偉大なるお節介症候群」の認定証をいただきました。この認定証は「樋野KANZO倶楽部&新渡戸稲造学校」より贈られるもので、認定の条件は「暇げな風貌」「偉大なるお節介」「速効性と英断」を持つ人です。この認定証に負けないように、一人でも多くの人が笑顔になれるようにと願っています。また、この文章を読んで多くの人が検査に行ってくださることを願っています。

（東村山がん哲学外来メディカル・カフェ参加者）

### 言葉の処方箋

**病床にあっても出会いは人生の宝**　清水さんはがん治療を続ける中で、優れた医師や同じがん患者の友人たちに出会うことができました。こうした温かい交わりを「良い薬」と呼ぶ清水さんの言葉には、人は人によって癒やされるということを実感させられます。病気を抱えていても出会いは人生の宝なのです。そして、良い出会いを得るためには、他者の自分への態度に一喜一憂するだけではなく、まずは自分から他者を信頼し、歩み寄っていくことが大切なのではないでしょうか。

（樋野）

# がんの順位を下げて老春を謳歌

小林《こばやし》 教男《のりお》

定年を迎えて22年が過ぎ、82歳になりました。78歳までは健康そのものでした。冬はスキー、夏は遠泳・登山、秋は海外トレッキングと「老春」を謳歌《おうか》していました。

2011年6月に心不全で入院。カテーテルによる手術を4日後に行いました。幸い予後は順調で、散歩などをしながら回復に努めていたとき、市の広報誌で大腸がんの検診を知って受診しました。その検査で、「がんです。4、5センチになっています」と衝撃の告知を受けたのです。心臓手術から3か月しかたっていないのに、今度は大腸がんの手術です。

手術後、主治医は「比較的初期段階なので、リンパへの転移もない」と説明し、「退院後は普通の生活をしてよい」と言いました。ところが2度目の検診のときは、CTの画像を見ながらしばらく口を開きません。その後おもむろに、「肝臓に転移しています」「2、3センチの大きさの転移巣が8か所あります」「3か所以上の切除手術はできません」「抗がん剤も効くものがありません」と、これでもかと思える重大な言葉が次々と続いたのです。

私の頭は混乱するばかりで、「同じ病状の人は、どのようにしているのですか」と聞き返すのがやっとでした。返事は、「そのままの人が多いですよ」とのことでした。

## あらゆる治療を試みる

どんどん良くなっていると思っていたのに、いきなり死の宣告のような話です。2日ほどは何もする気が起きませんでした。ただ滅びのイメージばかりが心を占めていました。また1度目の検診時には快方に向かっているはずだったのに、あれは嘘だったのかと思うと怒りも込み上げてきます。しかし転移は疑うことのできない事実です。人任せにせずに自分で調べ、考えるしかありません。そこで、治療方法や各病院の治療件数についてウェブや本などで調べ始めました。そしてその中で強く引かれたのがラジオ波焼灼《しょうしゃく》術という治療法です。

さっそく紹介を受けて治療をしてくれる病院に入院し、手術を受けました。さらに、術後の抗がん剤は避けたいとの思いから、見合わせることにしました。ところが半年後には新しい転移が見つかり、2回目のラジオ波の手術を受けることとなって、今度は医師の勧めるとおりに抗がん剤の治療も受けざるをえませんでした。その抗がん剤治療も副作用で間質性肺炎にかかってしまい、やむなく中止になりました。

その間、私はがん治療に良いと聞けばあらゆることを試みました。知人を頼り、中国での治療も受けました。週に1回はプールで泳ぎ、モーツァルトの音楽ががんに効くと聞けば毎日聞きました。にんじんジュースを飲み、ハイパーサーミアという温熱療法にも取り組みました。でも、何をやっても腫瘍マーカーの数値は上がる一方です。

深刻な事態がずっと続いていますが、とはいえ、がんとの闘いに明け暮れていたわけではありません。生来前向きでスポーツ好きな私は、大腸がんの手術の3か月後にスキーに行きましたし、昨年も検査の合間を縫ってスキーに4回行きました。

## 哲学外来を知る

東久留米がん哲学外来のことをタウン誌の記事で知り、さっそく連絡をとって参加しました。まず驚かされたのは、参加者一人一人がさまざまながんに悩んでいることです。樋野先生によると、がんの種類は190ほどあるそうです。そんなにたくさんのがんがあるとはびっくりでした。さらに、「がんの順位を下げる」という樋野先生の言葉を聞き、わが意を得た思いでした。

今年も1月7日の化学治療の予定を延期してもらい、1回目のスキーに行ってきました。「病気になっていても、病人にはなるな」と言います。スキーを楽しんでいると、病人であることだけでなく、病気のことさえも忘れてしまいます。手打ちうどん作りや、新しいレシピによる料理作りなどもがんの順位を下げているようです。

最近、私がスキーで楽しんでいると、がん細胞も楽しんでいるように思えるのです。そこで私はこの細胞に名前を付けることにしました。名前を付けるということは、天寿がん患者として、がん細胞とともに生きることの何よりの証しです。付けた名前は「キャンサー・もも」です。桃色をした弱々しい腫瘍（キャンサー）をイメージしました。

「死後の世界なんて考えるだけ無駄なこと」と思っていた自分が、スピリチュアルなことにも関心を持ち、霊や魂のことも考えるようになりました。また、病院やカフェで、多くの人が精いっぱい病気にチャレンジしている姿を見て励まされています。

（東久留米がん哲学外来inメディカル・カフェ参加者）

### 言葉の処方箋

**人生いばらの道、されど宴会**　心不全、がん、肺炎の三重苦に襲われた小林さん。普通なら心が折れてもおかしくない状況にもかかわらず、スキーや料理に前向きに挑戦し、人生の意味を問おうとまでしています。その姿は「悩んでいる者の日々はことごとくつらく、心の楽しい人は常に宴会をもつ」（箴言15・15、口語訳）という御言葉を彷彿《ほうふつ》とさせます。困難な「いばらの道」を歩んでいるときこそ、宴会を楽しむかのように人生を豊かに生きたいと願うものです。

（樋野）

# 周囲のやさしさに助けられて

角田《つのだ》万木《まき》

## 病を得て出会った人々

病気がわかった当初は不安で怖くて、受け止めるのに精いっぱいでした。でも、小さなことでもきちんと話を聞いてくれる頼もしい主治医、最初にがんを見つけてくれ、闘病中も励ましてくれた地元のクリニックの医師、がんになった私を受け止めてくれた友人たち、いつも私に寄り添ってくれる夫、そして病気がきっかけで出会った人たちに助けられ、少しずつ前向きになれたことに感謝しています。

病気になったことが良かったとは思いませんが、悪いことばかりではなかったと思っています。

最初に体の異変を感じたのは2013年3月中旬のことでした。体重が急に5キロも増えたのです。その前から異常に食欲があり、2人前を平気で食べるようになっていました。そしてその次は逆に食欲が無くなり、頻尿《ひんにょう》や下痢が続きました。

ゴールデンウィークになり、おなかが張り出してきたので「これはおかしい」と思いました。そこで連休明けから病院を探し始め、5月下旬に友人の紹介で地元のクリニックを受診しました。検査の結果わかったのは、本来は親指の先くらいの卵巣が20センチになっているということでした。紹介された大学病院をすぐに受診して卵巣がんと診断されました。後で知ったことですが、卵巣がんは自覚症状がなく、見つかったときには進行していることが多いので、サイレントキラーと言われているそうです。

腹水が溜《た》まり始める中で6月下旬まで1か月近く手術の順番を待ち、6時間15分の手術を受けました。幸いがんは摘出され、その後、日々体が回復していくのを感じ、人間の体はすごいと思っていましたが、体力が戻ってきたころに主治医から、追加治療として「今後は抗がん剤治療が6回必要」と言われました。

20歳のときに母をがんで亡くしましたが、その母が抗がん剤で苦しんだ姿がよみがえりました。また、果たして髪が抜けてまで治療する意味があるのかと悩みました。でもがんが怖くて治療することに決めました。その後の病理検査でリンパ節に転移が見つかり、5年生存率30パーセントと言われました。幸い、抗がん剤の副作用は比較的軽い方と言われましたが、回数を重ねるうちにさすがにつらくなり、精神的にも相当参ってしまいました。外来で病院を訪れたときに、このまま飛び降りてしまおうかと思ったほどです。

そんな、藁《わら》にもすがる思いでいたときに出会った臨床心理士から、「気晴らしになるから」と勧められてアロマのサロン会に参加したのがきっかけで、メーク教室やネイルケア、がんのセミナーに行くようになりました。またその臨床心理士の方と話しているうちに、私はがんの人と話をしたいと気づきました。生来人見知りで患者会には参加する勇気もなく、4人部屋での入院中はそれぞれカーテンを閉めていたので、がんの人と話す機会はあまりありませんでした。

治療の終わりが近づき、病院から離れるのが不安だったときに病院の掲示板で東久留米がん哲学外来5周年のポスターを見ました。私自身のためばかりでなく、私がいなくなった後に夫の行ける場所も必要と思い、最後の入院治療を終えて退院したその足で、夫とがん哲学外来に参加しました。

## 自分の居場所

初めて参加したがん哲学外来では、スタッフの計らいで樋野先生と話ができ、心が楽になりました。その後も先生の話を聞きたくて通うようになりました。カフェはアットホームな雰囲気で、「がんの人と話がしたい」との願いがかなえられたばかりか、参加者の話はとても勉強になり、月に一度行くのが楽しみとなりました。そんな居場所ができたことが励みになっています。

治療終了後も、再発の不安と向き合っています。また治療の影響で関節痛などさまざまな体の不調が出てきて大変です。でもカフェで毎回、スタッフの方々がやさしく声を掛けてくれるのがうれしくて、体力が戻ったら自分もスタッフになりたいと思うようになりました。いくつか別のカフェにも参加しました。そんな中で「池袋がん哲学外来・帰宅中カフェ」がスタッフを募集しているのを知り、このような経験をした私でも、もしかしたら誰かの役に立つのではと思い、思い切ってスタッフとしてお手伝いすることにしました。

病気になっていったん立ち止まってしまった私ですが、樋野先生から教えられた言葉、「病気であっても病人ではない」に励まされ、これからも前に進んで行きたいと思っています。

（池袋がん哲学外来・帰宅中カフェスタッフ）

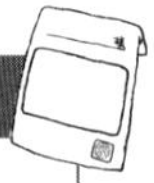

### 言葉の処方箋

**いのちの期限はわかりません**　卵巣がんの予後が良くなかったため、一時は生きる希望を見失いかけた角田さん。ですが、私はそうした人にこそ「いのちの期限はわからない」と伝えたいのです。余命についての診断が事実となる割合は、統計上70パーセント程度で、うのみにする必要はありません。現にメディカルカフェには、余命3か月と言われて10年以上経つ患者も来ています。いのちとは今生きているこの瞬間そのものです。期限にとらわれず、一日一日に自分の役割を見いだして生きていきましょう。

（樋野）

# がん細胞からあふれ出た愛

沼《ぬま》田《た》千《ち》賀《か》子《こ》

## 自分を見つめ、がんと対話

私は20年ほど、薬剤師としてがん治療に従事してきました。その中で、「なぜ人はがんになるのか、がんに存在理由はあるのか、がんは本当に闘うべき相手なのか」と考えていたところ、自身が乳がんになりました。腫瘍は小さく、それだけであれば乳房温存手術ですんだのですが、乳頭にホクロのようなものがあり、ただれを伴う湿疹ができる特殊な型のがん「乳頭ページェット病」と診断されたため、左乳房全摘と医師から説明を受けました。予想外の治療内容を提示されて困惑し、とても受け入れることができませんでした。そして「この病気は私に何を伝えようとしているのか」と自分に問いかけたとき、無謀にもそれがわかるまでがんと対話してみようと思いました。

30代のころ、子どもたちのキャンプ・リーダーをしていてネイティブ・アメリカンのヴィジョン・クエスト（現地の言葉でハンブレチア）を知りました。男の子が13歳くらいになると行う通過儀礼で、3日3晩、ひとりで森に入って自分と向き合い、自分の役割や生きる意味を求めます。

このキャンプを日本でも行っている方を知っていたので、連絡を取って参加しました。自分の中から感情をひとつひとつ取り出しては見つめ直し手放す、この作業を繰り返していくうちに、押し込めていた感情で身動きできなかった私の心の中に心地よい空間ができた気がしました。また参加した仲間たちにつらい胸の内や迷いを聞いてもらうことで、生きる勇気をもらいました。

ある日、皆からの思いがあまりにありがたく胸に手を当てて感謝すると、支えていただいている方々の顔が次々にあふれ出て来て、「何、これは。がん細胞から愛があふれ出ている」と驚きました。この体験が後に、「がん哲学外来」を通して人々と出会うきっかけになったと感じています。

自分の気持ちに整理がついた私は、思い切って手術、抗がん剤治療を受けることにしました。しかし治療後の吐き気、脱毛、発熱、倦怠《けんたい》感などの副作用を体験し、がん治療とはこれほど大変なことなのかと身をもって感じました。今までたくさんのがん患者さんに服薬指導をしてきましたが、配慮も足りず、何て軽い指導を行ってきたのかと深く反省しました。

## 最高の「抗がん剤」

がんを哲学的な観点で見ることができれば、治療にも前向きに取り組むことができるのではないかと考えていたときに、樋野興夫先生の著書を読む機会がありました。がんの発生と成長に哲学的な意味を見いだす中で、生きることの根源的な意味を考える「がん哲学外来」に感銘を受け、自分の大学でもぜひ開きたいと願い、２０１４年8月から「がん哲学学校in神戸 メディカル・カフェ」を開催しました。「外来」ではなく「学校」としたのは、会場が神戸薬科大学で外来を標榜するのがはばかられたのと、学びの場になればと思ったからです。

がんになると人は希望を見失ってしまいます。ある人が、「なぜ私は生きなくてはならないのでしょう」と樋野先生に尋ねたとき、「あなたにはなすべきことがあるからです」と先生に言われ、カフェでの対話を通して自分にできることを見つけられました。人は、自分の役割を見つけることができれば生きる勇気を持ち、がん哲学外来が提唱している、「病気であっても病人でない」生き方の実現が可能になる気がしました。

私が多くの方々との対話で救われたように、この場所から自分の役割に気づき、再び歩き出すことができれば非常にうれしく思います。がん体験者が自分らしく輝いて生きる姿は周囲の人々を感化・覚醒させ、閉塞感に満ちた社会を変えていく力になると思います。

今年でがんの診断を受けてから10年が過ぎました。おかげさまで再発はしていません。「がんは憎むべき存在で、感謝なんてできない」と言われる方もいらっしゃいます。それぞれの価値観が違うだけで、「これが正しい」ということはないと思います。でも私は、がんによって自分を取り戻すチャンスを与えられました。病気になる前よりずっと元気になった気がします。
がんはある意味慢性病です。長年の生活習慣や考え方ががんを作ってしまいます。でも、身についた生活習慣や考え方を変えることは難しいことです。そのときに自分の思いを聞いてくれたり、少し先を歩いている先輩の姿を見ることができれば、それは大きな力や希望になるのではないでしょうか。
メディカル・カフェに参加された多くの方は、笑顔になって帰られます。笑顔《しょうがん》は消癌《しょうがん》につながり、副作用のない最高の「抗がん剤」になるのではないでしょうか。そんな夢のようなことを考えています。

（がん哲学学校in神戸　メディカル・カフェ代表、神戸薬科大学教員、薬剤師）

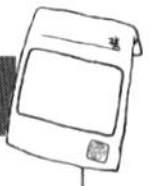

### 言葉の処方箋

**がんは自分自身を鍛えるチャンス**　沼田さんが、がんをきっかけに自分自身に向き合い始めたことに感動を覚えます。「がんと闘う」という言い方がありますが、がん細胞と闘うのはむしろ医師の仕事であり、患者が闘うのは自分自身です。がんの不安に耐える時間は孤独なものですが、自分の生き方を見直す機会ともなり得ます。これにより自分の人生の目的を見いだせたとき、患者は自ずと闘病に前向きになり、他者のために行動できるようになっていきます。がんは、人間的に成長するための絶好の機会なのです。

（樋野）

# 医療者と患者の隙間を埋めたい

堀場《ほりば》優樹《まさき》

## 告知する側からされる側に

「がんですね」。その瞬間は突然やってきました。泌尿器科医として30年あまり、現場一筋でそれなりに臨床をこなしてきたつもりでした。それでも病理検査でのこの一言は、医者である私にとっても心にぐさりと突き刺さる響きでした。同僚が私の表情を見て何か大変なことが起きたのではと駆け寄ってきたことを覚えています。これまで私はがんの患者さんを何百人と診察し、同じような状況で患者さんに説明してきました。それがこんなに衝撃を与えていたのか、自分のこととなるとこんなに動揺するものなのかと痛感させられました。

喉の奥と頸部《けいぶ》に違和感を覚えたのは2年前の秋のことです。喉に魚の小骨が刺さったような感じが続き、耳鼻科で診察を受け、数日後病理医に直接聞かされた結果が冒頭の宣告でした。中咽頭がん、頸部のリンパ節転移ありとのことでした。

家族や仕事のこと、いろいろなことが頭の中を駆け巡りました。すぐに妻に話をしましたが、私の動揺とは裏腹に落ち着いた表情で「あなたがこれから何をいちばんしたいのかを考えたら」の一言でした。治療は放射線と、がん細胞を効率よく攻撃する薬として注目される分子標的薬の併用療法を行うことになり、約2か月の入院と退院後1か月の自宅療養ののち職場復帰をしました。

この時期に雑誌でたまたま樋野先生の記事を読み、がん哲学外来を知りました。浅草がん哲学外来に参加して樋野先生にお会いし、その人となりに触れました。それからは先生がいらっしゃる各地のがん哲学外来や講演会に、いわば追っかけのように出席し続けました。「病気であっても病人にならない」ことを身をもって教わり、自分でもがん哲学外来を始めたいとひそかに思い始めるようになりました。

しかしその腫瘍が再度出現、今度は手術を受けたのです。食べること、話すことをある程度犠牲にする必要があると言われての手術でした。それでも退院後2週間で職場復帰を果たすことができたのは職場の仲間、同僚、家族の温かい気遣いや支えがあったからだと心から感謝しています。

その後は会話はできるだけゆっくりと、また不足分は筆談で補いながら日常の業務をこなしています。手術の助手も外来も行っています。今までやりたいと思っていた緩和ケアの仕事も、自分の経験を生かし、前向きにやっていこうと考え始めました。

2014年11月、術後半年の精密検査で両側の肺に転移を発見。がっかりはしましたが以前のような衝撃はなく、不思議に気持ちは落ち着いていました。ただ仕事を続けたいという思いで抗がん剤治療をお願いしました。6回目の治療が終了。判定では、一旦小さくなっていた腫瘍がまた大きくなったとのこと。できれば肺の手術を受けてもう少し頑張ってみたいと考えています。

## カフェで支えられて

がん哲学外来メディカル・カフェを通して、いろいろな患者さん、いろいろな経験、いろいろな考えを知りました。でも皆さん思ったより明るく、前向きな考えの方が多くいらっしゃいます。へこんでいる暇はない、と。元気、勇気、希望をわけてもらった気がします。

医療者側に対する不満や厳しい意見も聞きました。自分が医療者側にいると、とかく医療者側を弁護したり、誤解ではないかと言い訳したりしていました。が、逆に、両方の立場にいられることでどちらの気持ちもある程度理解でき、両者の隙間を埋めることができるのではないかと考えるようになりました。医療者であっても病気になると弱音を吐きたくなることもあり、そんなときには支えてもらっています。

この1年半でいろいろな経験をしました。その中を寄り添ってくれたのは家族であり、同僚、仲間、大学時代の同級生でした。また、病気をして初めてわかったつらさや不安は、がん哲学外来で知り合った仲間たちと分かち合うことで軽くなりました。何においても「感謝」の一言に尽きます。皆さんありがとうございました。そろそろ人生という物語のクライマックスをどう演じきるか、そのシナリオを描き始める時期なのかなと感じています。

できなくなってもう一度やってみたいこと。ソフトクリームを思いっきりなめること、大好きな酢豚をゴロゴロの肉のまま食べること、生ビールのジョッキのいっき飲み、演歌を熱唱すること、サックスでムード歌謡をたっぷり演奏すること。楽しみにしていること。週1回仕事帰りに箱根の温泉にどっぷりとつかり、まだ行っていない秘湯にも行くこと。そしてがん哲学外来を湘南で開催し、緩和ケアを通して1人でも多くの人に接することです。

（浅草がん哲学外来、銀座がん哲学外来メディカル・カフェ参加者、
平塚市民病院泌尿器科、緩和ケア内科医師）

## 言葉の処方箋

**悩みを打ち明けられる場作りを**　患者の立場から医療者の働きを見直す機会として、自分のがんを前向きに捉える堀場さんの姿勢は感涙ものです。現在のがん医療の課題は、患者が安心して話せる機会が本当に少ないことです。患者は主治医の忙しそうな雰囲気を感じ取り、自ずと口を閉ざしてしまいます。悩みを抱えた患者の心のケアが急務です。がん哲学外来では、患者が自由に悩みを話せる場を作ろうとしています。この取り組みを担う人が全国で、特に教会で増えていくことが私の切なる願いです。

（樋野）

# 言えない気持ち 聞けない気持ち

楠《くすのき》 章子《あきこ》

私は長年小児科で医療事務の仕事をしてきました。母は私を妊娠しているときに乳がんが見つかり、その後肺に転移し、34歳という若さで3人の幼な子を残して亡くなりました。私が1歳のときです。

「いつかは自分の身にも起こるかもしれない」と心の中で思っていたことが、50歳のときに現実となりました。自分で見つけた左胸のしこりが乳がんだったのです。

そのとき初めて幼い3人の子を残し、逝かなければならなかった母の気持ち、肺の病気を専門としていた医者であった父の気持ちはどんなものだったのだろうと考えました。私が告知されたとき、すでに父もこの世にはいませんでしたので、聞いてみたいことがたくさんありましたが、その反面、父がいないことにほっとする気持ちもありました。妻と同じ病気になった娘の姿を見せなくてすんだことの安堵《あんど》からです。この歳になるまで、両親の心の深いところにあったものに気づかなかった愚かな自分を悔いました。

## 思いがけない転移

それから8年ほどたち、私も母と同じく両肺に転移しました。年末の職場が忙しいころ、咳が続いて呼吸が苦しく、数歩進んだだけで呼吸困難の状況に、「もしや」と呼吸器科へ行ったところ、急を要する状態と言われたのです。多発性肺転移で両肺のリンパ管にがんがびっしりと詰まった「がん性リンパ管症」と診断されました。

どうやら最後のお正月になるかもしれないと直感した反面、まだまだ死んでなるものかと強く思った瞬間でもありました。

その日から冷静に死と向き合う日々が続きました。どうやって最期を迎えようか。友人、知人とのお付き合いはどうしようか。それより何より、家族にはどのように伝えたらよいだろうか。自分の心の整理が第一です。そっとこのまま消えてしまいたい。仕事はどうしようか。いろいろなことが頭をよぎります。

お墓の準備、遺影の準備、家族に伝えておかなければならないこと……酸素の管につながれて床の中で心の整理をしているうちに、不思議なことに穏やかな気持ちで毎日を過ごせるようになりました。

## メディカルカフェへの想い

がん哲学外来まちなかメディカルカフェ in さいたまには、サバイバー、家族、医療従事者、ボランティアなど、いろいろな立場の人が参加しています。

サバイバーである私には、相手が家族だからこそ言えない気持ちというものがあります。弱音、泣き言は言いたくないのです。心配をかけたくないからです。他方、カフェで家族の立場で参加している方のお話を聞き、初めて気付く家族の気持ちもあります。ここではお互いが他人であるからこそ吐き出せる気持ちがあり、聞くことのできる気持ちがあるのです。各々が違った立場で自由に発言できる場はとても貴重です。

また、かたくなな自分の気持ちにも気付かせてもらえます。同じ病気だからこそわかり合える思いもあります。健常者から掛けられるとつらい言葉も、サバイバー同士なら素直に聞けます。自分の気持ちを整理できる場でもあります。

ゆったりとした時間が流れるこのカフェが各地に広がり、また次に行ける日を楽しみにできる場となってほしいと願います。

## 今の私を支えているもの

今の私はまだまだ厳しい現状と治療の最中にいますが、目標や楽しみは大事にしていこうと思って生活しています。

初めて乳がんと言われた50歳のとき、手術から2か月後には以前からぜひやってみたかったサックスの演奏に挑戦しました。「時間があったらそのうちに」とか、「次に機会があったらね」などと言って生きてきましたが、人生、次は来ないかもしれないことにも気付かされました。

あの日から幾年月が流れ、転移で苦しい毎日ですが、私を支えてくれているものの一つがそのサックスです。そして100人のシニアの吹奏楽団の仲間です。エアーサックスではなく、必ず演奏で復活するつもりです。

人は多くの方々に支えられて生きていると身をもって実感する日々です。たくさんの「がん友」の皆さんに出会えたこと、10年という長きにわたり、私の主治医としてどんなときも親身になり、じっくりと話を聞いてくださる誠実な先生と出会えたことが、今の私の最大の幸運です。

母は自分の子どもたちの成長を見ることができませんでしたが、私は今還暦を迎え、孫の成長を楽しんでいます。

（がん哲学外来まちなかメディカルカフェ in さいたま参加者）

## 言葉の処方箋

**人は遅かれ早かれ死ぬのだから**　楠さんは肺へのがんの転移をきっかけに、より良い最期の迎え方を冷静に見つめ始めました。しかし多くの人はがんになるとショックで心を閉ざしがちです。そんな人には私は「人は遅かれ早かれ死ぬのだから」と伝えます。お金や地位や名誉があっても人はいつか死にます。それより、自分の死後であってもいつか達成されるべき大局的なビジョンを持ち、そのために邁進しましょう。そうすればその人の人生は死後も誰かの心に残り、良い影響を与え続けていくのです。

（樋野）

# 受け入れる冷静さと勇気を

平林《ひらばやし》　かおる

## 患者となった医師

「残念ながら生検の結果は悪性でした」と主治医に電話で告げる患者。そして、自分のがんの標本を主治医と夫に対して顕微鏡で説明する患者となった医師。これが病理医という職業であるがゆえに、自分ががんに冒されていることを知った直後に私が経験したことです。

以前より右胸に違和感があり、時々自分で胸を触り、自己検診をしていた5年前のある日、今まで感知したことのない米粒より小さいしこりに触れたのがきっかけで、自分の勤務する病院の乳腺外科を受診。摘出生検でがんとわかり、乳房全摘手術を施行。その後化学療法、放射線治療も行い、現在はホルモン療法で経過観察をしています。野菜や魚が中心の食生活や、体型的にも自分のかかる病気ではないと思っていた油断ががんを大きく育てたといえます。

自分のがんの標本を見て自分で診断しても、患者としての心理反応は同じでした。がんとわかった日にテレビから聞こえてくるニュースは、もはや自分の住む世界とは次元の異なる世界の出来事に聞こえ、すべてが自分から引いていき、自分だけ宙に浮かんだような疎外感を感じました。その後数日間は入眠剤を飲むほど眠れない日々が続きました。今だからこそこうした反応は精神的ショックを受けたあとの正常な反応と思えますが、この時期は間髪入れずのバッドニュースの連続に、すぐに前向きな気持ちにはなれませんでした。

このとき支えになっていたのは家族はもちろんですが、手術の前日に偶然新聞で読んだ神学者ラインホールド・ニーバーの祈りの言葉でした。「神よ、変えることのできるものについて、それを変えるだけの勇気をわれらに与えたまえ。変えることのできないものについては、それを受けいれるだけの冷静さを与えたまえ。そして、変えることのできるものと、変えることのできないものとを、識別する知恵を与えたまえ」（大木英夫訳）。私には、「変えることのできないものについて、それを受け入れるだけの冷静さと勇気を与えたまえ」という意味で、自分の置かれている状況とこの祈りがしっくりくりなじみ、納得することができました。私は信者ではありませんが、宗教を超えて心に響く言葉でした。

また、お寺の境内でずっと木を見続けていたこともあります。樹齢数百年の木は多くの人の一生をこの場所で見てきました。たとえ命が短くとも、自分もそのような多様な命が生きる世界の存在の一人だと思うことで、何か吹っ切れた気がしました。

## 医療従事者との橋渡し

闘病期間を経て復職してからはがんを診断する病理医であり、同時に患者であるという複眼的な視点をもつことが自分の立ち位置となりました。

また、がんを経験した医師として何かできることはないかと模索する中、闘病中に知ったリレー・フォー・ライフ（がん制圧の願いを込めて、24時間、交代しながらグラウンドを歩くチャリティーイベント）が初めて栃木で、しかも勤務する病院の先生の主催で開かれることを知り、実行委員として参加しました。

その開催中に出会ったがん患者さんやご家族は誰にも相談できない悩みを抱えていて、話したいことがたくさんあることを肌で感じ、どこかで気軽に話せる場所があればいいなとの思いを強くしました。ちょうどこの時期に樋野興夫先生が開催されている「お茶の水がん哲学外来」に参加したのです。そこで感じた「心地良い空間を栃木でも作りたい」。同じ思いの医師数人と、「まちなかメディカルカフェ in宇都宮」を下野《しもつけ》新聞NEWS CAFE《ニュースカフェ》の協力を得て、2013年に開設しました。

カフェでは通常の診療ではなかなか言えない患者さんの病気や治療の悩み、心の悩みや相談を医師や看護師、臨床心理士、医療社会福祉士など主として医療従事者が個人面談を行って聴いています。またがん経験者同士のグループ対話では思いを共有します。毎回参加されるリピーターの中には互いに連絡を取り合っている方もいます。

対話の最後に行われる全体のフリートークでは、「カフェに参加して元気になった」「カフェに参加することが楽しみとなっている」といった参加者の意見を聞き、スタッフも元気をもらっています。先日、残念ながら亡くなられた方の葬儀に参列した際に、棺《ひつぎ》の中にカフェのチラシが入れられていたのを見て、その方の心の「拠り所」であったことを知り、胸が熱くなりました。

病気になったことで、新たな世界の扉が次々に開かれ、多くの方と出会い、このような経験ができることは幸せであり、Cancer《キャンサー》 Gift《ギフト》（がんがくれた贈り物）と思っています。同時に今までがん細胞と対話してきた病理医でがん患者である自分に与えられた新たな使命とも思っています。

（まちなかメディカルカフェ in 宇都宮代表、栃木県立がんセンター医師）

## 言葉の処方箋

**教会からメディカルタウンの実現を！**　病理医として勤める身で乳がんになった平林さんですが、今では地域の新聞社と協力してメディカルカフェを行っています。メディカルカフェはがん患者や家族、医療従事者らが自由に語り合うための場です。その活動は地域性に即し、全国で草の根的に行われる必要があります。将来的には、医療施設と町の公共施設やカフェなどが連携して患者さんの居場所を作るメディカルタウンの実現が目標です。教会には、その先陣を切るべくメディカルカフェを担ってほしいと願います。

（樋野）

# 看護師の目と患者としての思いと

二上《ふたがみ》祐子《ひろこ》

## 全摘手術を決断

私は、民間の総合病院で看護師をしています。2006年、左の乳房に良性腫瘍が見つかりました。その後毎年検診を受けていたのですが、あるときそこに新しいしこりが見つかったのです。検診のときに乳頭から出血があって精密検査を受けることになりました。

体調は悪くなかったのですが、体重が3キロほど落ちていました。忙しかったから痩せたのだと思っていました。検査の結果を待つ間は、大丈夫と思う気持ちと、がんになったかもしれないという不安とで複雑でした。とはいえ、「乳がんです」との告知を受けた瞬間は素直にそれを受け入れることができ、手術をすれば大丈夫と安易に思い込んだのです。

しかし、専門の病院で手術を受けるように勧められて、紹介状を持って地域の大きな病院に行ったところ、そこの医師から「私は（命を）保証できないから、早く他の病院で手術を受けてください」と言われてしまいました。この言葉はとても重く、絶望的なものでした。

と同時に、私の頭の中には、17年前に同じ病院で働いていた先生にお願いするしかないという思いが浮かびました。病院を移っておられましたが、とても信頼できる先生だったからです。そこですぐに連絡を取り、受診しました。診察室へ入ってすぐに先生は私のことを思い出し、手術を引き受けてくれることになりました。年末のことでしたが、おかげで少し落ち着いて年が越せました。

年が明け、息子の中学受験も終盤になったころ、先生から手術の説明を受けました。

「僕と同じ医療人だからこそ、乳房を全摘してほしいです。温存することは、必ず、いつかは自分に返ってくると考えてください」と、私の場合として先生は話してくださいました。この言葉に、私はまだ生きていける、働けると希望をもつことができました。そして全摘手術を決心し、2014年2月に手術を受けました。入院中は元同僚の看護師や知り合いだった元研修医の先生とも再会でき、人と人との縁にも恵まれていることを実感しました。

## 悔いのない時間を生きる

私は今、東京の多摩がん哲学外来カフェに参加しています。参加のきっかけは、手術後1年がたち、これからも生きていくために、前に進みたいと思ったからです。参加してみたところ、がん患者さんのさまざまな思いや生きる姿勢が私の心に響きました。いろいろな生き方があってもいいのではないかと思えるようになりました。

治療を終えて、あるいは中止して自宅で療養なさる方がいます。私も、治療をしても再発や転移を免れない状況になったとき、何を大事に生きるかを考えさせられました。

病院で働いていると、「この患者さんの病状では自宅で生活するのは難しい」とすぐに諦めてしまい、結局病院がいちばん良いのだと思い込んでいました。でも今は、残された時間を家族と共に過ごすのは、患者さんと家族との悔いのない大切な時間と思えるようになりました。

また私は自分ががんであることを患者さんにも伝えています。再発や転移で入院してきた方に、自分だけに起きていることだと思わないで、誰にも起こりうることとして病気と付き合えるようになってもらいたいからです。

がん哲学外来カフェへ通うようになってから、仕事で関わった患者さんに、トラックの運転手さんがいました。病状も悪く、最後になると思われる外泊のとき、車の運転免許証の更新に行きたいと言われました。今までの私なら絶対に賛成しませんでしたが、「行くだけ行って、ダメだったら、救急車で戻ってきてもいいですから」と言って送り出しました。

結局その方は体力的な問題で免許証の更新はできなかったのですが、とても穏やかな表情で外泊から戻って来てくれました。この患者さんにとって、免許証は生きている証しだったのではないかと思います。

現在私は、ホルモン療法の治療を受けています。副作用もありますが、以前働いていた病院へ戻って働いています。がん患者として受け入れてもらい、いろいろな方々に助けていただきながら、仕事をしています。がんと闘っている患者さんからも元気をもらっています。抗がん剤治療を体験した患者さんの大変さを思い、病と闘っている人を見るとその姿に感銘を受けるようになりました。

今、私は患者さんから本音で話してもらえる看護師でいたいと思っています。また、息子が社会人になるまで、頑張って働いている姿を見せたいと思っています。

（多摩がん哲学外来カフェ参加者、看護師）

### 言葉の処方箋

**マイナスをプラスに変える生き方を**　乳がんになり、メディカルカフェで出会ったがん患者の言葉や生き方に励まされた二上さん。今では自らの経験を看護師として働く現場で生かしています。がん患者として苦しみを知ったことで、同じように苦しみを抱えた患者の気持ちがわかるようになったのです。がんの罹患など一見マイナスに思えることも、同じくマイナスな要素を抱えた人と出会う中で、やがてプラスに転じる可能性があります。マイナスにひるまず、それをプラスに変える生き方をしましょう。

（樋野）

# 私はここにいます！

秋山《あきやま》美奈子《みなこ》

## 募る不安と恐れの中で

がん告知を受けた日（2010年8月）から5年、今年の誕生日は入間川沿いを犬と散歩をしながらスキップして歩きました。年をとることをこんなにうれしく感じたことはありません。がんという命の危機を感じたことのある方ならきっとわかっていただけると思います。

あの日、朝起きると右下腹部に固まりがあることに気付きました。素人にもわかる大きさでした。すぐに埼玉医大総合医療センターを受診し、いくつかの検査の後に主治医から卵巣がんの疑いを告げられました。この日以来、私の暮らしは一変し、長く続けてきた雑貨店での仕事を辞めて手術を受けることになりました。術後に麻酔から目覚めたとき、夫の目が真っ赤になっていたので、「がんで、もう子宮も卵巣もなくなっちゃったのか」と察しました。

術後に入った観察室には汚物の匂いが漂っていました。他のベッドからはうめき声が聞こえてきます。私は一夜にして深い不安に陥ってしまいました。その不安は日に日にひどくなり、メンタルの医師にもケアをお願いしました。このころの私は、ただ死の恐怖におびえるばかりでした。

6か月間の化学療法が始まり、髪も失い、ひきこもりに近い生活をしていました。ただ、幸いにも私のがんは初期のものだったので（5年生存率は90パーセントに近い）、2011年3月の最後の抗がん剤のクールのときには、春になったら何をしようかとわくわくするほどに回復していました。そこに起こったのが東日本大震災です。郷里の福島は放射能被害に見舞われ、連日のニュースを聞いて命について、今を生きるということについて再び意識するようになりました。

そんな中、春が来て、お気に入りの坊主頭で行動を開始。市の初心者向けの山登りツアーに参加し、関東各地を回りました。自分には無理だろうと諦めていた犬を飼い、両親を連れて北米やヨーロッパへも行き、海外から訪れる留学生のホストファミリーにもなりました。2014年8月、医師から「もうがんをやったことは忘れてもいいですね」とお墨付きをもらうほど元気に暮らしていたのです。

ところが、思わぬことに秋の検診でがんの再発を告げられました。翌年の松も明けぬうちに腫瘍摘出手術を受けました。今回も病巣は取り切ったのですが、恐れていた再発、これは由々しき事態です。死を意識せざるをえません。8人部屋の病室で声を殺して泣く日々で、私はまた不安の中に悶々と過ごすようになったのです。

## 自分でもお役に立てる！

そんなある日姉が、「近くにがん哲学カフェというものがあるよ」と、購読している月刊誌『信徒の友』の連載記事を見せてくれました。そこにはがんと共に生きている方々の生き生きとした物語がありました。私は藁《わら》にもすがる思いで、樋野先生に会うために、あるカフェまで行き、涙ながらに苦しい胸の内を訴えました。

そのときの先生の言葉は、「一人で家にこもっていてはいけません。カフェのスタッフでもやりなさい」でした。がんで死ぬ心配をしていた私はあまりに意外な言葉に、思わずきょとんとしてしまいました。

2週間後、東久留米のがん哲学カフェに行ったときのこと、私はその後の治療方針も決められずにまだ不安の中にどっぷりとつかっていたのですが、その日はたまたまアメリカからのお客様がありました。そこで、学生時代にカナダに留学経験のある私が通訳を引き受けることになったのです。まるで棺桶を背負ったかのような気持ちでいた私は、スタッフの方からお礼を言われ、こんな自分でもまだ役に立つことがあるのだと大興奮で姉に報告しました。今思うと、このときが樋野先生の言う、「病気であっても病人ではない」体験をした瞬間です。

カフェには病状、年齢、性別、職業、宗教に関係なく、いろいろな方が集います。そしてひとときを共に過ごし、それぞれの思いをお茶を飲みながら語らいます。たくさんの、「病人ではない表情」に出会うことができます。どんなに信頼している医師にも言いにくい、また友人でもがんを知らない人には話しにくい、そんなことを話せるのがカフェだと感じています。

私は先生の、「あなたはどこにいますか」という質問がとても好きで、つい「ここにいます！」と答えたくなります。今48歳の私の人生も、不妊治療あり、流産あり、がんありと、決して平坦ではありませんでしたが、おかげさまでたくさんの素敵な人に出会い、助けられ、生かされてきました。いつまでここにいられるのかは誰にもわかりません。「あいまいなことはあいまいに」して、ただ自分らしく、いい覚悟で生きていけたらと思うのです。

（東久留米がん哲学外来inメディカル・カフェスタッフ）

### 言葉の処方箋

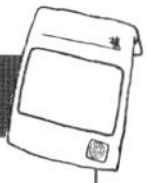

**あいまいなことはあいまいに**　一度は寛解したかと思いきや、がんの再発に見舞われた秋山さんですが、メディカルカフェのスタッフとして精力的に活躍しています。そんな秋山さんを支えるのは「あいまいなことはあいまいに」という心構えです。実際、がんの5年生存率はあくまで確率上のものです。その数字に一喜一憂するよりも、家族や友人と笑顔で過ごす時間や、自分に与えられた役割に邁進《まいしん》することを大切にしましょう。あいまいさは心の強さ、しなやかさをもたらす生きる知恵ともなるのです。

（樋野）

# 自分の生き方の見直しを

穂積《ほづみ》 修司《しゅうじ》

## 命の「限り」の宣告

私は兵庫県で牧師をしています。67歳の誕生日の3日前、2012年9月29日のこと、虫垂炎で入院していた私に主治医から、「炎症を起こしていた部分に悪性腫瘍があるのでもう一度手術し、大腸の一部を切除しなければいけない」と告げられました。今から思えば、あれががんの告知だったわけです。もうすぐ退院の予定でしたので、「えっ」という感じで、さすがに落ち込みましたが、そのときはそれほど深刻には受け取っていませんでした。その後、さまざまな検査をした結果、肝臓に転移していることがわかり、大腸と肝臓の一部、そして胆のうを摘出する手術を受けました。まさにここまでの展開は「あれよ、あれよ」という感じでした。

術後、20日ほどで退院となりましたが、退院直前にまた主治医から呼ばれ、病状について説明を受けました。それによると私のがんは「虫垂がん並びに多発性肝転移」で、ステージⅣ、5年生存率は20パーセントから35パーセントということでした。さすがにこれは「やばい」と思いました。

抗がん剤を飲んでいた１年間は３週間に１度、その後は６週間に１度の通院となりましたが、毎回さまざまな検査をして再発の有無を調べています。あれから３年以上たちますが、今日まで再発はありません。でも、検査に行くたびに「大丈夫だろうか」という心配はあります。特に、どこかが痛かったり体調が悪い場合は心配が募ります。そして異常がないと、「次の検査までの６週間、生き延びたな」と、いつもそんなふうに思っています。

いずれにせよ、ある日突然、命に限りがあることを突きつけられたわけですが、最初に思ったことは身辺の整理をしておかなければならないということでした。それでできるだけ余分な物は捨てました。

ただ、ステージⅣと言われてもあまり落ち込んだり深刻にならずにすんだのは、比較的抗がん剤の副作用が少なく元気であったことと、私が教会の牧師で毎週説教する務めがあったことが大きいと思います。説教の準備を通して今まで以上に聖書の言葉に励まされ、元気を得るようになりました。もちろん、教会の仲間や牧師仲間からも元気をもらい続けています。しんどいときでも皆の顔を見て話をすると元気になります。つくづく、人間というのは一人では生きられない存在なのだと思わされています。

## 病気を恵みとして

がんになってからは関連情報も気になるようになり、月刊誌『信徒の友』の「シリーズ　がんと生きる」の樋野興夫先生の記事や体験者の記事を毎回興味深く読むようになりました。そしてその連載を通して「がん哲学外来メディカルカフェ」のことを知り、私が住んでいる播磨《はりま》でもできないかと考え始めました。そこでまず、2015年6月に大阪の生野区で開催されたエリザベートメディカルカフェに参加してみました。10人ほどの集まりでしたが樋野先生も来られ、とてもいい時間を持つことができました。そして私が牧師で、がん哲学外来メディカルカフェを地元で開きたいと申し上げたところ、「ぜひ開いてください。応援します」との励ましをいただいたのです。こうして教会の役員会の承認を受け、「がん哲学外来メディカルカフェin播磨」がスタートしました。教会員もスタッフとして、あるいは参加者として協力してくれています。

また、樋野先生の著書を読んでがんに対する私の意識が変わりました。がんに対する怖れが消え、勇気をもらったのです。先生は著書の中で、がん哲学というのは、がんを通して自分の生き方や社会のあり方を考えようとするものであるとお書きになっています。それを読み、私もせっかく命に限りがあるということを自覚させられたのだから、これを機会に自分の生き方を考え直してみようと思うようになりました。

何もなかったら、今までとは違う人生を生きてみようなどとは、決して思わなかったと思います。だからこれは、がんという病気になった私に対するいわば、神さまからの「恵み」ではないかと思っています。

もちろんそれは一人では難しいことです。ですから、がんになった人とその家族が集まってお茶を飲みながら、ゆったりとした気持ちでお互いのことを思いやり語り合うメディカルカフェが必要だと思うのです。これまで「がん哲学外来メディカルカフェ」を5回開催しました。私としては、少しでも人の役に立ちたいと思って立ち上げたのですが、カフェに参加して助けられ、元気づけられているのは実は私自身なのです。これからもこの播磨の地で、「がん哲学外来メディカルカフェ」が広まるようがんばるつもりです。

（がん哲学外来メディカルカフェin播磨代表、播磨新宮教会牧師）

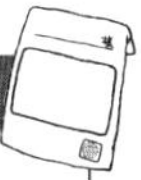

### 言葉の処方箋

**教会が「皆の僕《しもべ》」となるために**　牧師として労する日々の中、がんの告知を受けた穂積さん。今では教会でメディカルカフェを開催しています。この働きに、私は感激を禁じ得ません。教会では誰かの悩みに対して、すぐに「祈りましょう」と言ってしまいがちですが、がん患者がもっと気軽に話せる場が必要なのです。今、全国の教会で徐々にメディカルカフェ開催の動きが広がりつつあります。それは「皆の僕になりなさい」（マタイによる福音書20章27節）とのみ言葉を、この社会で体現するものなのではないでしょうか。

（樋野）

# 私はどうしたいのかを問われて

長久《ながひさ》あずさ

## 理不尽な言葉

「余命は半年です」。医師の言葉になぜか無感覚の自分がいました。やはりそうなのか、と視線を床に落とした私は「できる限りのことはするから」という医師の言葉を上の空で聞いていました。

2010年43歳の春、左胸にしこりを発見してすぐに乳がん検診を受けました。問題なしとの所見にほっと胸をなでおろし、しこりのことは忘れ去ろうと努めていました。でも、どんどん大きくなっていくことに不安を拭い切れず、別の病院へ行きました。しかしそこでも同じ所見で、私はまた違う病院に駆け込みました。そして「左炎症性乳がん」と診断が下され、上述のように手遅れと宣告されたのです。治療は抗がん剤投与、もし手術ができるようになったとしても、それは治すためではない、と。

当時私は夫とは別々の教会に通っており、発病後、自分の教会の牧師からはっきりとこう告げられたのです。「私の言うとおりにすれば必ず神が癒やしてくださる。これまで私の祈りで何人ものがん患者が癒やされてきた」と。そしてがんの原因は私の両親の罪のせいだと言い、両親に代わって悔い改めの祈りをするように命じました。また抗がん剤が投与されたときに見舞いにやって来て、脱毛しないようにと真剣に祈るのでした。しかしその祈りもむなしく脱毛し、夫にしがみついて号泣しているときに牧師からの電話で、「悔い改めろ！　夫婦共にのん気すぎる！　そんなことではもっと転移するぞ！」と脅すのでした。

私の中で何かが壊れる音がしました。そして次の日、誰にも告げずに福井行きの列車に揺られている自分がいました。福井には自殺で有名な東尋坊《とうじんぼう》があります。どういうわけか東尋坊という文字が浮かんで頭から離れませんでした。

## 生き直す力を与えられて

しかし、その東尋坊には元警察官で自殺防止活動をしている茂幸雄《しげゆきお》さんがいることを思い出し、死ぬ前に会いたいと思いました。人懐っこい笑顔をした茂さんが私に投げかけた言葉は「あずさはどうしたいの？」でした。そう聞かれて、幼少期からこれまで、親や周囲の人たち、牧師の願いをかなえることに必死で、自分の真の願望を埋没させてきたことに気付きました。茂さんとの出会いで私はいろいろなことを発見しました。私にとって東尋坊は自殺の名所ではなく、「生き直しの場所」となったのです。

その後の私は今までの分を取り返すかのように動き回っています。その中で、樋野先生の著書と出会いました。樋野先生の創設された「がん哲学外来」は、いかにがんと闘うかという前に、そもそも「生きるとは何か」を遠慮なく語り合うことができる場です。またメディカルカフェでは、医療だけでは解決できないさまざまな問題を自由に語り合うことができます。

2014年、神戸薬科大学で「がん哲学学校」が開校され、初回から参加しています。毎回いろいろな講師の講演があり、その後のメディカルカフェで和気あいあいとおしゃべりをしています。7月に金沢で開かれた「がん哲学外来市民学会」にも母と二人で参加しました。そこで、がん細胞が引き起こす事象は人間社会でも同じように起こると知り、もっと「がん哲学」のことを勉強したいと思うようになりました。

現在の私の病状はさらに重くなり、先のことを考えることができない状況ですが、樋野先生の「自分の人生に期待するのではなく、人生から期待される人間になる」という言葉を胸に、今、自分でしたいこと、自分にできることを精いっぱいする、充実した毎日を送っています。

私はカフェで教えられた、自分の好きなことをやる超自分好き人生に病みつきです。今心豊かに暮らせるのは、深い愛情と忍耐をもっていつも変わらず私に接してくれる夫と友人たち、そして医療従事者の方々のおかげです。人の一生は真剣に生きている人にとってはとても短いものです。過去を悔やんだり将来を不安がることは、時間を無駄にしているのと同じだと思います。

また、私は私を苦しめたあの牧師を許すことができないでいました。ところが、２０１４年10月、ついにその日がやってきました。その日、夫から「相手を許さないでいると、いちばんつらく苦しいのはあずさなんだよ」と言われ、許しの祈りに導かれたのです。翌日は日曜日でした。夫は私を自分の教会に誘いました。なぜかわかりませんが、教会に行きたい自分を抑えることができず、私は久しぶりに教会に行くことができました。私は自由になったのでした。現在の私の心情は「喜びは絶望よりも深く心を流れる」という言葉で言い表すことができます。

（がん哲学学校in神戸　メディカルカフェ参加者）

### 言葉の処方箋

**「許し」から踏み出す人生のワンステップ**　聖書が語る「病気は神さまの罰などではない」という本来の福音とは、まったく異なる理不尽な牧師の言動に脅かされ、絶望を味わった長久さん。そこから許しの祈りへと至って本来の福音を発見した過程には、感嘆させられます。許しは人間にとって最も大切な行為です。相手を「許せない」と思う苦しい気持ちこそ、癒やされるべきだからです。許しにより、自らの心の奥底でくすぶっていた恨みから解放されるとき、人は人生のステップを上り、人格的に成長するのです。

（樋野）

# 信仰が与えられていたことの恵み

杉本《すぎもと》美江《みえ》

## ついに私にも！

2007年9月末ごろ、テレビでしきりと自身の乳がん体験を話していた山田邦子さんが「柔らかいお豆腐の中に小豆のような固いしこりがある」と言っていたことが気になりました。自己診断すると、かなり大きな固いしこりが右胸にあり、驚いて病院に駆け込みました。紛れもなく乳がんでした。その年の12月中旬、右乳房切除、リンパ節も10か所切除する手術を受けました。

しかし、がん告知をされたときは「ついに私にもがんがやって来た」と意外にも冷静に受けとめ、すべてを神さまにお任せして治療に専念しようと思いました。同居していた義母を見送り、夫も無事退職した後、3人の子どもたちも次々と結婚して家庭を築き始めたころでした。

治療後の経過は順調でしたが、テレビは見たくない、新聞も本も読みたくないと、知的好奇心が全く湧いてこないのです。実際には心身共に大きな打撃を受けていたのです。加えて、2009

年7月に今度は夫の下咽頭がんが見つかり手術、退院したのは10月初めでした。幸い初期だったので声帯を残すことができましたが、食べることがとても困難になり、食事を工夫する必要がありました。そのころは夫とふたりで検査が無事終わるたびに安堵《あんど》し、「目指せ、古希（70歳）！」と励まし合っていました。

ところが10年、私がリンパ浮腫を発症。同年2月から13年4月までに6回も手術を受けました。手術のかいあって、一時はかなり腫れも痛みも改善されましたが、14年4月ごろに再びひどくなり、主治医に相談して検査を受けました。その結果、肝臓にがんがあることが判明。慢性脂肪肝による多発性肝がんと診断されました。

「2度目のがん？」付き添っていた夫や娘と共に言葉を失いましたが、気を取り直し、治療をどうしたらよいのか考えました。そして、生活の質を維持し、元気を保ちながら治療ができる放射線の一つである粒子線を使った治療を受けることにしました。

## 『信徒の友』で知ったカフェ

同年秋、兵庫県立粒子線医療センターに入院中、月刊誌『信徒の友』の樋野興夫先生の連載を読みました。その中の大弥佳寿子さんの記事中にあった「人生いばらの道、にもかかわらず宴会」という樋野先生の言葉に感銘を受けました（86ページ）。

多発性肝がんを患っていちばん大変なことは、散らばっている小さな腫瘍がいつがん化するかわからない不安と恐れです。実際、15年6月に小さながんが発見され、治療を受けて現在も経過観察中です。しかし先生はそれでも、いやそれだからこそ「宴会」とおっしゃいます。宴会という言葉の不思議な魅力に引かれ、励まされました。

体調も良くなった11月に、兵庫県の播磨新宮教会で「カフェ」が開かれることを知り、参加しました。『信徒の友』でがん哲学カフェの記事を読むたびに、こんな場所が近くにあったらいいのにと願っていたところだったので、たいへんうれしく思いました。しかも、場所が教会です。教会でカフェをとの樋野先生の願いが実現していたのです。

カフェでは穂積修司牧師（144ページ）と妻の久美子さん、同教会の中村悦子牧師や教会員の皆さんが笑顔で迎えてくださいました。姫路中央病院顧問の中村成夫医師のがん対策の話もあり、初対面の方とお茶をいただきながらなごやかに話をすることができました。参加者からは、それぞれの課題を背負いながらも笑顔で過ごそうとする心意気を感じ、励まされました。

これまでも同じ病を通じて乳がん仲間、肝がん仲間が与えられ、情報を交換しあったり、励ましあったりと、新しい絆が与えられてきました。今回、がん哲学カフェに参加してさらに新しい出会いが与えられたことをうれしく思います。

がん発症以来支えられたのは、たくさんの方々の祈りと聖書の御言葉によってでした。リンパ浮腫による不便を祈りで訴えると「わたしの恵みはあなたに十分である」、2度目の肝がんの不安を訴えると「思い煩うのはやめなさい」と、その時々に御言葉が示され、立ち上がることができました。また、がんになってみて、私に信仰が与えられていたことは本当に恵みであったとあらためて思うようになりました。受け入れがたいことも、神さまのなさることだからと、喜んでとまではいきませんがしたがっていこうと思うことができました。

樋野先生の本にあるとおり、がんになってもすぐに人生が終わるわけではありません。その後の生き方が日々問われていることを自覚しながら前進したいと思います。長い試練の間には、神さまは二人の孫の誕生と、夫とそろって古希を迎えるプレゼントもくださいました。

（がん哲学外来メディカルカフェin播磨参加者、山崎教会員）

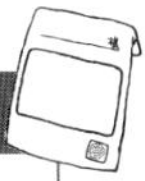

### 言葉の処方箋

**「それでも前進する」いい覚悟を**

「生き方が日々問われていることを自覚しながら前進したい」と杉本さんは言っています。それは別の言葉では、「いい覚悟をもって生きる」ということです。「いい覚悟」とは病気と向き合うという意味の普通の「覚悟」ではありません。病気が主人公なのではなく、当人が人として成長するための覚悟です。がんになってしまったらできることは限られると諦める人がいます。でも、人はいつでも自分の使命を見つけて成長することができるのです。

（樋野）

# あとがき

「泣くのに時があり、ほほえむのに時がある。嘆くのに時があり、踊るのに時がある」（コヘレトの言葉3・4、新改訳）。人間は、自分では「希望のない状況」であると思ったとしても、「人生からは期待されている存在」である。そのことを実感する時、「その人らしいもの」が動きだす。

南原繁が内村鑑三、新渡戸稲造という先生に出会ったように、「良い先生」「良い友」「良い読書」との出会いが人生にはある。その出会いが扇の要となり、出会った時の影響に留《とど》まらず、20、30年後の自分を変えていく。

この書に収められたのはそんな出会いを果たした24人による証言である。

「がん患者」とひとくちにいっても、その症状も治療過程での副作用も、心的状態も人によって全く異なる。それはすべての人に個性があるのと同じである。だから私は対話を始める時には、その人の病状だけではなく、家族のことなどもまず話してもらう。相手を知らなければ対話は成り立たないからだ。本書第二部を執筆した24人にも、全く同じ経験をした人はいない。共通点は「がん哲学外来と出会った」ことのみだ。特に患者の家族には知っておいてもらいたい。情報を集めることも大事だろう。しかし、情報の中にあなたの家族はいない。目の前の家族と向き合うことから対話は始まるのだ。

本書の24人は、私が出会ったほんの一部の人だが、がん哲学外来を訪れ、自分もメディカルカフェのスタッフとして働き始めた方がある。大弥佳寿子さん（83ページ）は東村山で「メディカル・カフェ」を主催しておられる。沼田千賀子さん（119ページ）は、神戸で「がん哲学学校」を開き、ご自身の勤務される大学の学生たちとも勉強会を行っておられる。平林かおるさん（132ページ）は、宇都宮で地元の新聞社と協力して「まちなかメディカルカフェ」を始められた。また、がん哲学外来の中から、さまざまな活動が自主的に起こされている。2011年の「がん哲学外来市民学会」をはじめとして、14年には上杉有希さん（87ページ）が、「がん哲学外来ナース部会」を立ち上げその代表を務めてくれている。15年には「越冬隊 友の会」が秋山美奈子さん（140ページ）を代表に始められた。

それぞれの方が、それぞれの居場所で、役割と使命に生きておられるのだ。茨の道を歩みながらも、自分にできることを探し、歩んでいる。「病気であっても、病人ではない」生き方を実践している。人間は最期の時まで、誰かの役に立つことができる。そのことを、本書から感じていただきたい。

1860年代、日米修好通商条約批准書交換のためにアメリカを訪れた遣米使節団が、ニューヨークのブロードウェーを行進した。この時の印象を詩人のホイットマンは、「考え深げな黙想と真摯な魂と輝く目」と表現した。また、陽明学者、中江藤樹《とうじゅ》を内村はこう書いた。「『学者』とは、徳によって与えられる名であって、学識によるのではない。――いかに学識に秀でていても、徳を欠くなら学者ではない。学識があるだけではただの人である」「一人一人、つまり顔と顔、魂と魂とをあわせて扱われなくてはならない」（内村鑑三『代表的日本人』）。これこそ、今、学者に求められていることではないだろうか。

がん哲学外来での対話を続ける中、この精神が広がることを心から願ってやまない。そして、新渡戸の説くごとく「目的は高い理想に置き、それに到達する道は臨機応変に取るべし」。医療と患者の隙間を埋めるという高い理想へ向けて、動きだしたばかりである。そこに到達するために、臨機応変に歩み続けたい。

樋野 興夫

樋野 興夫　ひの・おきお

1954年島根県生まれ。
米国アルバート・アインシュタイン大学、
フォックスチェイスがんセンター、
がん研究所実験病理部部長等を経て、
順天堂大学医学部病理・腫瘍学教授、医学博士。
2008年「がん哲学外来」を開設。
http://www.gantetsugaku.org/

著書　『がん哲学外来へようこそ』（新潮新書）
『見上げれば、必ずどこかに青空が』（ビジネス社）
『こころにみことばの処方箋』（いのちのことば社）
『いい覚悟で生きる』（小学館）
『がん哲学』（EDITEX）
『がん哲学外来コーディネーター』（医学評論社）
『がん哲学外来入門』（毎日新聞社）ほか

TOMO セレクト
がん哲学外来で処方箋を　カフェと出会った24人

2016年5月15日　初版発行
2016年6月20日　2版発行


編著者　樋野興夫
発　行　日本キリスト教団出版局
169-0051　東京都新宿区西早稲田2丁目3の18
電話・営業03（3204）0422、編集03（3204）0424
http://bp-uccj.jp

印刷・製本　精興社

ISBN 978-4-8184-0941-5　C0095　日キ販
Printed in Japan

## 日本キリスト教団出版局の本

# あなたらしく生きる

山内英子　著

B6 判 104 ページ　1000 円

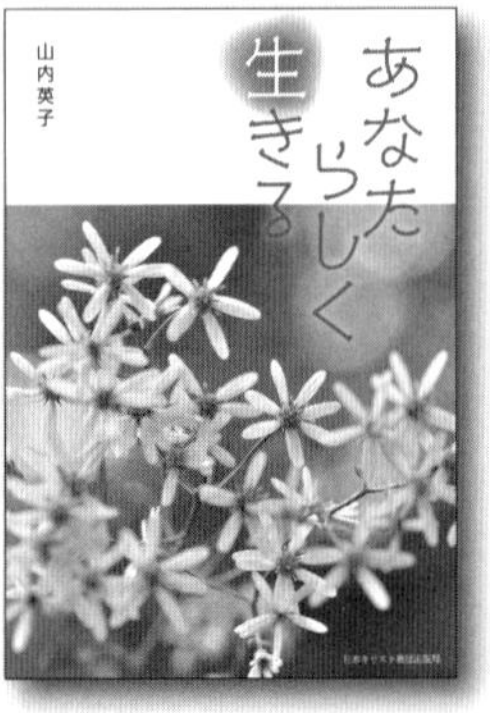


聖路加国際病院 乳腺外科部長が
紡ぎ出す、自分らしく生きること

たとえ病気になっても、患者として生きるのではなく、あなたらしく生きてほしい。自分らしさに迷う人にも神さまはかならず賜物を与えてくださっているのだから。外科医・妻・母・信仰者として、生と死に寄り添ってきた著者による、生き方エッセイ。
日野原重明氏との対談を収録。

# 死を背負って生きる

いのちと看取りの現場から

柏木哲夫　著

四六判 114 ページ　1200 円

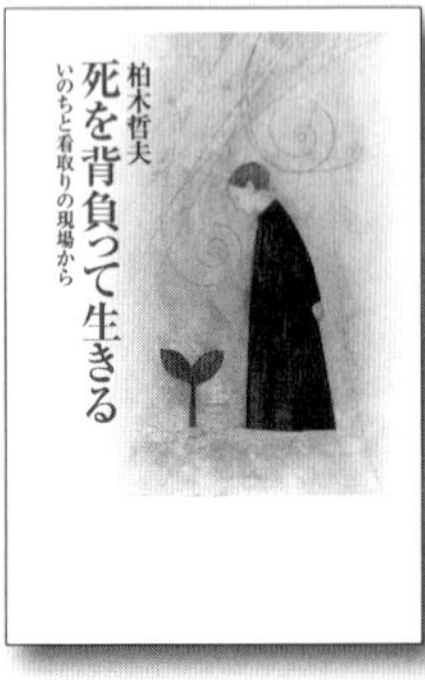


日本のホスピス医の草分けが語る
いのちのこと

楽しいことよりも、悲しいことのほうが多く起きるのが人生かもしれない。それでも感謝する心をもてれば、しあわせ感をもつことができる。長年、ホスピスの現場に携わってきた精神科医が、神様から与えられたいのちをいつくしみに満ちた眼差しでつづる慰めの書。

重版の際に価格が変わることがあります。価格は税抜き。